A DIETA IDEAL

MARCIO ATALLA DESIRE COELHO

A DIETA IDEAL

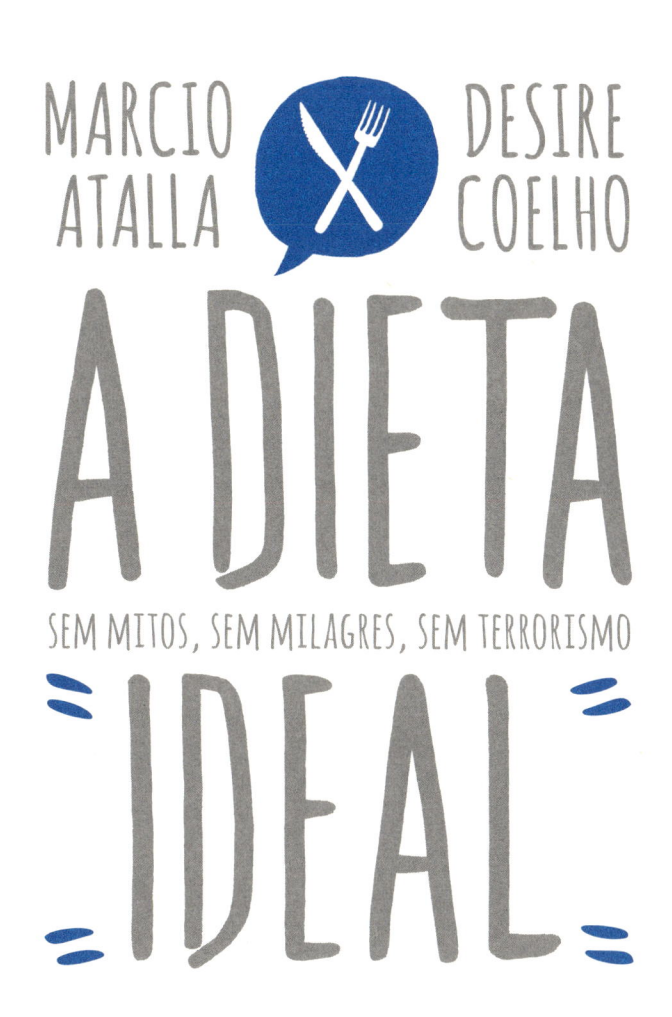

SEM MITOS, SEM MILAGRES, SEM TERRORISMO

paralela

Copyright © 2015 by Marcio Atalla e Desire Coelho
Todos os direitos reservados, inclusive o de reprodução total ou parcial, em qualquer meio.

A Editora Paralela é uma divisão da Editora Schwarcz S.A.

Grafia atualizada segundo o Acordo Ortográfico da Língua Portuguesa de 1990, que entrou em vigor no Brasil em 2009.

CAPA Tamires Cordeiro
PROJETO GRÁFICO Rob Friede
ILUSTRAÇÕES Estúdio Anêmona
PREPARAÇÃO Mariana Zanini
REVISÃO Renata Lopes Del Nero, Luciana Baraldi, Adriana Bairrada

Dados Internacionais de Catalogação na Publicação (CIP)
(Câmara Brasileira do Livro, SP, Brasil)

Atalla, Marcio
   A dieta ideal: sem mitos, sem milagres, sem terrorismo / Marcio Atalla e Desire Coelho. — 1ª ed. — São Paulo: Paralela, 2015.

   ISBN 978-85-65530-78-1

   1. Alimentos 2. Dietas para emagrecer 3. Hábitos alimentares 4. Nutrição 5. Saúde — Promoção I. Coelho, Desire. II. Título.

14-12395   CDD-613.2

Índice para catálogo sistemático:
1. Dieta: Nutrição aplicada: Promoção da saúde 613.2

[2015]
Todos os direitos desta edição reservados à
EDITORA SCHWARCZ S.A.
Rua Bandeira Paulista, 702, cj. 32
04532-002 – São Paulo – SP
Telefone: (11) 3707-3500
Fax: (11) 3707-3501
www.editoraparalela.com.br
atendimentoaoleitor@editoraparalela.com.br

Aos meus pais, irmão e sobrinhos.
– Marcio

Aos meus pais Célia e Dercindo Coelho.
– Desire

Há um tempo em que é preciso abandonar as roupas usadas que já têm a forma do nosso corpo... e esquecer os nossos caminhos que nos levam sempre aos mesmos lugares. É o tempo da travessia... e, se não ousarmos fazê-la, teremos ficado para sempre à margem de nós mesmos.

João Guimarães Rosa

Sumário

Introdução 11

Começando... 13

Parte I – Entendendo os desafios 19
   Por que emagrecer? 35
   Dietas não funcionam 53

Parte II – Preciso e quero emagrecer. Agora, o que eu faço? 67
   Os sete passos 69
   Primeiro passo: *Faça as pazes com o seu corpo* 71
   Segundo passo: *Exercite-se!* 83
   Questionário 93
   Terceiro passo: *Siga seus instintos: juntando a fome com a vontade de comer* 99
   Quarto passo: *Alimentação deve ser uma fonte de prazer, não de culpa!* 123
   Quinto passo: *Coma simples!* 133
   Sexto passo: *Não desconte suas emoções na comida. (O.k., só de vez em quando!)* 141
   Sétimo passo: *Assuma o controle e aprecie suas conquistas!* 151

Parte III – Colocando em ação: o desafio dos dez dias 169
   Chegou o momento de cuidar de você mesmo! 171

Agradecimentos 187
Para quem deseja se aprofundar no assunto 189
Notas 191
Bibliografia 195

Introdução

Vivemos tempos paradoxais. Nunca se falou tanto em saúde e, ao mesmo tempo, nunca tivemos uma população tão doente, física e mentalmente. Há um excesso alimentar associado a uma obsessão pela prática de dietas e, apesar do grande volume de informações sobre esses temas, as pessoas nunca estiveram tão confusas. Os índices de obesidade só aumentam, vivemos em uma cultura na qual comida boa é comida farta e quase todo dia surgem notícias sobre um novo método de emagrecimento.

Em 1994, o autor norte-americano Harvey Levenstein já se referia à época do terrorismo nutricional. Nessa loucura toda, temos a sensação de que muitos dos alimentos ou nutrientes que sempre fizeram parte da nossa alimentação agora fazem mal (lactose, glúten...), engordam (gorduras, açúcar...) e devem ser evitados, enquanto outros itens de que até poucos meses nunca tínhamos ouvido falar (amaranto, goji berry, chia, quinoa...) agora são de consumo obrigatório para quem quer ser saudável. Um completo absurdo! E quem ganha com isso certamente não é o consumidor, que está cada vez mais estressado tentando excluir da sua alimentação o que gosta e adicionar o que não gosta, mas parece fazer milagres.

Dietas e alimentos da moda não faltam: dieta detox, dieta da proteína, dieta paleolítica, dieta da sopa, dieta da USP, cortar glúten, açúcar, carboidratos ou gordura, tomar suco verde, comer gengibre, consumir canela... Enfim, por mais que muitos saibam que o sucesso está no equilíbrio, é muito difícil não se sentir tentado com tantas promessas que aparecem na forma de dietas, medicamentos, suplementos e alimentos, todos com a promessa de resultados excepcionais sem muito esforço.

Tudo muito sedutor, quase mágico. Mas será que isso funciona? Para quem?

O que vemos hoje são pessoas insatisfeitas com o próprio corpo que se submetem às mais diferentes estratégias em busca da silhueta perfeita, mas estão cada vez mais frustradas.

Está na hora de pararmos para refletir se essas escolhas estão valendo a pena. Afinal de contas, nada melhor do que um churrasco com os amigos ou poder se deliciar com os docinhos em uma festa de criança, com uma suculenta pizza no fim de semana ou até mesmo uma sobremesa depois do almoço. E é isso que queremos retomar, pois acredite: esse é o caminho para atingir seus objetivos.

Após anos de estudos aliados à nossa experiência prática, que sempre foi e sempre será baseada na ciência, vamos mostrar como a solução é muito mais simples do que se imagina, sem alimentos proibidos ou obrigatórios e sem ter de abdicar do que você realmente gosta: do prazer na alimentação.

Para isso, dividimos este livro em três etapas:

1. **Entendendo os desafios**
   Explicaremos por que é tão fácil engordar, tão difícil emagrecer e ainda mais difícil manter-se magro. Conversaremos sobre estética e saúde e quais os motivos que levam uma pessoa a buscar o emagrecimento.
2. **Preciso e quero emagrecer. Agora, o que eu faço?**
   Através de sete passos, abordaremos as soluções para um problema que parece sem fim.
3. **Colocando em ação: o desafio dos dez dias**
   Apresentaremos o plano de ação para que você consiga alcançar seus objetivos. Discutiremos as ciladas que podem prejudicar sua adesão ao programa e como organizar sua rotina para isso.

Ao final de cada capítulo há uma seção com respostas às perguntas que mais ouvimos dos pacientes, análises de alguns mitos sobre as famosas estratégias utilizadas para emagrecer e comentários sobre quais delas podem ou não funcionar.

Chega de briga e frustração.

Seja bem-vindo!

Começando...

Durante a leitura deste livro você será convidado, em diversos momentos, a responder questionários ou a completar alguma tabela. Esses recursos ajudarão você a compreender a sua relação com o seu corpo e com a comida. Para um melhor aproveitamento deste livro, sua participação será fundamental.

Sendo assim, começamos com uma das ferramentas mais importantes de que dispomos na área da nutrição, que é o diário alimentar. Ele é muito simples de fazer: basta anotar o horário, o alimento, o modo de preparo e a quantidade de cada coisa consumida por três dias seguidos (de preferência com um dia de fim de semana — quinta, sexta e sábado ou domingo, segunda e terça). É necessário anotar tudo mesmo, inclusive água, balas, chiclete, "mordidas" na comida de outra pessoa, "beliscadas" etc.

Como em qualquer diário, o mais importante é ser honesto e anotar tudo em detalhes. Vamos rever essas informações nas partes II e III do livro, mas é muito importante que o diário seja preenchido agora, no início da leitura, pois servirá como o momento zero do nosso programa e será crucial para tentarmos traçar um "antes e depois" do nosso Desafio dos dez dias. Quanto mais sincero você for, mais rico será o resultado final.

Nas páginas seguintes você encontrará o seu diário alimentar. São três folhas, uma para cada dia, mas, se você preferir, pode anotar em qualquer lugar (no computador, bloco de notas do celular, folha avulsa, guardanapo...) e depois reescrever aqui. O importante é que seja um recurso prático o suficiente para que você tome nota no momento da refeição e não se esqueça de nada. Combinado?

Temos a seguir um modelo de diário alimentar já preenchido. Veja como funciona e, depois, mãos à obra.

Horário	Refeição	Alimento e forma de preparo	Quantidade
8:00	Café da manhã	Pão francês Leite integral Café Açúcar Margarina	1 unidade 1 copo (250 mL) 1 xícara (café) 1 colher (chá) 1 colher (sopa)
12:30	Almoço	Arroz branco Feijão cozido Alface Azeite Filé de frango frito (com pele) Refrigerante zero Cafezinho Açúcar Chiclete	3 colheres (sopa) 1 concha média 3 folhas 1 colher (café) 1 unidade média 1 lata 1 xícara (café) 1 colher (chá) 1 unidade
15:00	Lanche	Barra de cereais sabor banana	1 unidade
20:00	Jantar	Pão francês Queijo branco Alface Tomate Suco de caju Açúcar	1 unidade 2 fatias finas 2 folhas 1/2 unidade 1 copo (350 mL) 1 colher (sopa)

DIÁRIO ALIMENTAR • DIA 1

Horário	Refeição	Alimento e forma de preparo	Quantidade

DIÁRIO ALIMENTAR • DIA 2

Horário	Refeição	Alimento e forma de preparo	Quantidade

DIÁRIO ALIMENTAR • DIA 3

Horário	Refeição	Alimento e forma de preparo	Quantidade

Parte I
Entendendo os desafios

Como você gostaria de se relacionar com uma pessoa com a qual terá de lidar várias vezes ao dia, todos os dias de sua vida? Da melhor maneira possível, certamente. Existem dois relacionamentos que duram a vida inteira: com o corpo e com a comida. Temos o poder de tornar essa relação tranquila e prazerosa, aceitando e respeitando as necessidades do nosso corpo, ou de mergulhar num completo caos, marcado por dúvidas, ansiedade e sentimentos de fracasso e frustração.

Vivemos numa época em que o belo é sinônimo de magro e as pessoas travam uma luta diária, forçando os limites do corpo em busca dessa magreza. Porém muitos o fazem por acreditar que esse é o caminho para se ter saúde, mas você sabia que é plenamente possível uma pessoa com sobrepeso ou até mesmo obesidade ser tão saudável quanto uma pessoa considerada magra?

Muitos não sabem disso e, na busca pelo emagrecimento, começam a se submeter aos mais variados procedimentos (dietas, suplementos, remédios etc.), às vezes perdendo a saúde que tinham. Isso quando não acabam engordando em vez de emagrecer e, depois de anos de luta, tudo o que querem é voltar a ter um corpo parecido com o que tinham antes.

Por isso, antes de tomar a decisão de perder peso é muito importante que se conheçam as barreiras que serão encontradas pela frente, tanto as do nosso cotidiano quanto as impostas pelo nosso próprio corpo. A primeira coisa que precisamos entender é o balanço energético e como ele rege a perda de peso.

Balanço energético é a diferença entre a energia que consumimos e a que gastamos. De um modo geral, enquanto o consumo de energia ocorre através da ingestão de alimentos, o gasto de energia se dá de três maneiras:

1. Taxa metabólica basal: energia necessária para manter nossas funções vitais (todos os órgãos funcionando), ou seja, mínimo de energia de que nosso corpo necessita para se manter funcionando;
2. Efeito térmico dos alimentos: energia que gastamos para digerir e metabolizar (utilizar) todos os nutrientes dos alimentos que consumimos;
3. Atividade física: energia que gastamos para fazer as mais diferentes ações, como sentar, levantar, andar, ficar em pé ou fazer exercícios.

Desse modo, o quanto gastamos de energia diariamente é resultado da soma desses três fatores e, entre eles, *a atividade física é o único fator que podemos aumentar significativamente para alavancar o gasto de energia.*

GASTO DE ENERGIA TOTAL = TAXA METABÓLICA BASAL
+ EFEITO TÉRMICO DOS ALIMENTOS + ATIVIDADE FÍSICA

Agora vamos supor as três situações a seguir:

a. Quando o consumo é igual ao gasto de energia, significa que há equilíbrio entre o quanto de energia (calorias) é consumido e o quanto é gasto. Nesse caso, a pessoa mantém seu peso corporal.

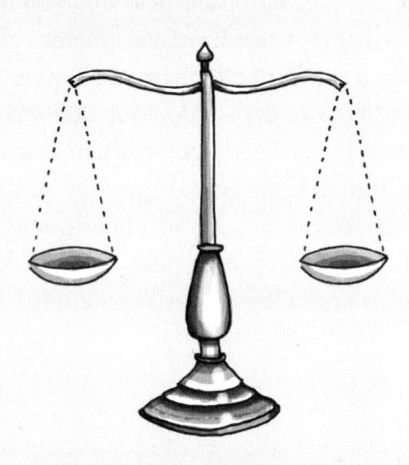

b. Se o consumo é maior que o gasto de energia, dá-se o nome de balanço energético positivo. Isso significa que a pessoa está comendo mais do que gasta e, quando isso ocorre cronicamente, há um ganho significativo de peso corporal.

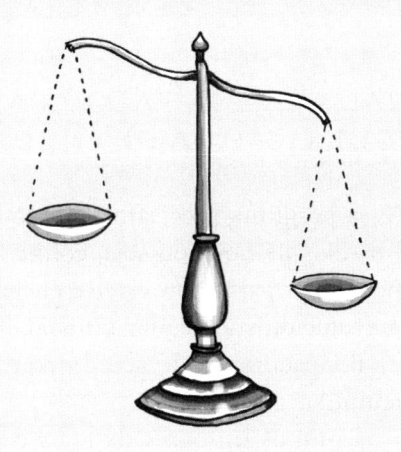

c. Quando o consumo é menor que o gasto de energia, denomina-se balanço energético negativo. A pessoa gasta mais energia do que consome, ou seja, se isso ocorre cronicamente ela perderá peso corporal.

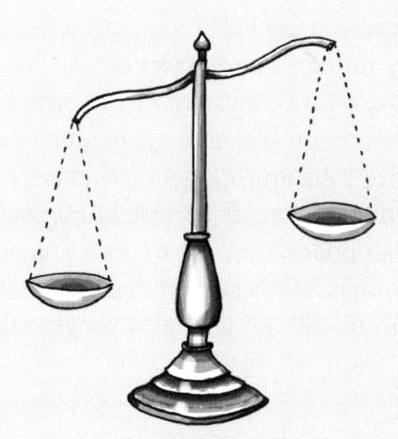

Uma pessoa que quer perder peso precisa gastar mais energia do que consome. Aí começam os problemas, *pois o nosso corpo responde bem quando*

isso ocorre através de um aumento na quantidade de atividade física, mas nem sempre quando se dá através de restrição alimentar (dieta).

Nesta primeira parte, exploraremos essas duas facetas — exercício e dieta — como estratégias para a perda de peso sustentável.

MAS, AFINAL, VOCÊ JÁ PAROU PARA PENSAR POR QUE É TÃO FÁCIL ENGORDAR?

Para responder a essa pergunta precisamos entender o processo de evolução do homem até os dias de hoje, ou seja, conhecer as adaptações pelas quais o corpo humano passou para sobreviver e chegar ao presente.

Conforme a teoria evolucionista (neodarwinista), nossos genes atuais são programados para ser poupadores e, de acordo com ela, nosso corpo está "programado" para acumular gordura.

O homem surgiu há muitos milhares de anos e, durante seu processo evolutivo, o único modo de conseguir comida era através da caça e pesca. Além de gastar muita energia para obter alimento, não era sempre que ele o conseguia e, por isso, era comum passar por longos períodos de fome. Desse modo, a sobrevivência dependia de algumas vantagens, entre elas possuir boa capacidade de estocar energia — e a forma mais eficiente de reserva é justamente a gordura.

Assim, depois de milhares e milhares de anos de seleção natural, o corpo passou a entender a gordura como um mecanismo de defesa para uma eventual falta de alimento. O problema é que enquanto nossos genes continuam praticamente imutáveis, habituados ao movimento e à escassez de alimentos, vivemos hoje em um ambiente de excesso alimentar e sedentarismo.

E o resultado não poderia ser outro: essa somatória favorece o balanço energético positivo, que, cronicamente, faz a pessoa entrar no processo de ganho de peso, culminando no acúmulo progressivo de gordura no tecido adiposo.

O tecido adiposo, principal local de estoque da gordura, é um dos órgãos mais fascinantes do corpo humano. Até poucos anos atrás acreditava-se que fosse apenas um reservatório de energia; porém, estudos mostraram que ele possui outras funções essenciais — como a produção de hormônios e citocinas que atuam direta e indiretamente na regulação do metabolismo e da saúde —, o que o torna um órgão vital ao nosso corpo, assim como coração, fígado e pâncreas.

Por ser um órgão vital, isso significa que grandes alterações na sua atividade influenciam diretamente nossa saúde. Não é novidade que o acúmulo excessivo de tecido adiposo prejudica a saúde, mas uma baixa quantidade dele também pode ser ruim! Assim como os obesos, pessoas muito magras possuem risco aumentado de morte.[1] *Ou seja, apesar da atual crença popular, magreza não é sinônimo de saúde.* Por isso, o que devemos evitar ao máximo são os extremos.

E, apesar de as pessoas em geral não gostarem da gordura, é fato que, se não fosse por ela, não estaríamos aqui hoje: ela foi e continua sendo fundamental para a nossa sobrevivência.

SOBRE O EMAGRECIMENTO

Perder peso ou emagrecer?

Nove em cada dez pacientes que nos consultam têm o mesmo objetivo: "Quero perder peso". Isso quando a frase não aparece em sua forma mais completa: "Quero perder peso *rápido!*".

Como tudo hoje em dia, as pessoas querem emagrecer o mais rápido e com o menor esforço possível. As capas das revistas de "saúde" estampam diversas possibilidades de (como elas mesmas dizem) *eliminar, derreter, perder* ou *enxugar* os quilinhos extras. Toda essa propaganda leva a pessoa a acreditar que de fato seja muito fácil emagrecer três quilos em uma semana, por exemplo. Se isso funcionasse de verdade, elas produziriam apenas uma capa sobre o tema, não é mesmo?

Vamos ver se o que essas publicações prometem é possível. Para isso, é necessário, primeiramente, diferenciar *emagrecer* de *perder peso*.

Vamos entender o que compõe o nosso peso corporal. De um modo geral, podemos dividir o corpo humano em dois compartimentos: massa gorda e massa livre de gordura. A massa gorda é composta exclusivamente do tecido adiposo, enquanto a massa livre de gordura é composta de água e dos tecidos metabolicamente ativos (os demais órgãos). Conforme demonstrado na figura a seguir, a somatória deles forma nosso peso corporal.

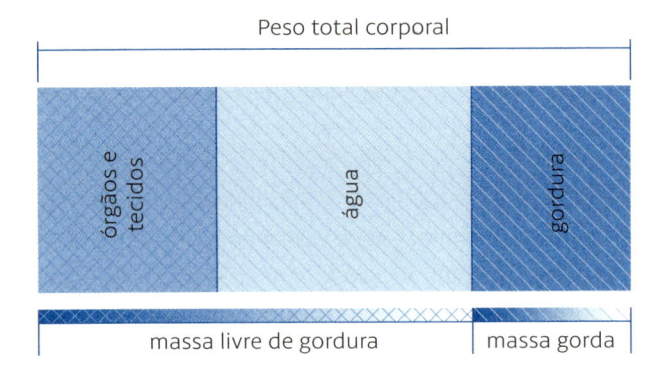

```
                    Peso total corporal
        ┌──────────────────────────────────────┐
        │ órgãos e │         │          │
        │ tecidos  │  água   │ gordura  │
        └──────────┴─────────┴──────────┘
         └──── massa livre de gordura ──┘└ massa gorda ┘
```

Perder peso significa subir em uma balança hoje e pesar, por exemplo, setenta quilos. Depois de uma semana você sobe novamente na balança e está pesando 67 quilos. Ou seja, em uma semana você conseguiu perder três quilos de peso. Mas isso quer dizer necessariamente que você emagreceu? Não!

Emagrecer significa tornar-se mais magro, ou seja, ter mais massa magra no corpo. Uma pessoa pode conseguir isso de três formas: aumentar massa muscular (massa magra); diminuir a quantidade de tecido adiposo (massa gorda); ou a somatória dos dois. E emagrecer, que é o principal objetivo, não é tão fácil nem tão rápido! É um processo crônico que ocorre ao longo do tempo e que, para ser sustentável, depende de uma série de mudanças no estilo de vida da pessoa.

Por que é tão difícil emagrecer?

A grande dificuldade é que para conseguir emagrecer é preciso mudar hábitos, e aí nos deparamos com duas grandes barreiras:

1. Comer é muito gostoso e interfere diretamente em diferentes âmbitos da nossa vida, como o emocional e o social.
2. "Ficar parado" ou exercitar-se menos do que se deveria é cômodo e não exige esforço algum.

Muitos dos que assistem ao programa *Medida Certa* e veem os ótimos resultados dos participantes vêm para a consulta achando que deve haver algo que não é mostrado, um "pulo do gato", um jeitinho de conseguir o emagrecimento de um modo mais fácil. Mas a verdade é que não há fórmula mágica. O que é mostrado é o efeito da regularidade dos novos hábitos que, se mantidos, trarão continuidade aos resultados.

Qualquer tipo de mudança na nossa vida exige que a gente mude também. Se quisermos progredir na carreira, por exemplo, dificilmente o conseguiremos se não nos dedicarmos a isso, fazendo cursos de especialização, aprendendo um novo idioma, conhecendo pessoas... Para conseguir resultados, temos de agir de forma diferente. Simples, não? A princípio pode parecer, mas mudar comportamentos é uma das coisas mais difíceis de se fazer.

Se formos às ruas e perguntarmos às mais diversas pessoas o que elas entendem por alimentação saudável, sem dúvida a maioria dirá que deve incluir o consumo de frutas, legumes e verduras, e que o arroz com feijão é essencial. Entretanto, apesar de saberem o que seria adequado, muitas pessoas não adotam uma alimentação balanceada no dia a dia.

Pode-se atribuir parte dessa dificuldade ao fato de estarmos vivendo "no automático". Somos tão consumidos por nossos compromissos que não temos mais tempo para nada, nem para cuidar de nós mesmos. Nessa correria, qualquer mudança parece um esforço grande demais para ser alcançado. Com isso, o que estamos dizendo é que não temos tempo para cuidar de nós mesmos, de nossa saúde e nosso bem-estar. Mas como pode uma pessoa querer ser saudável se negligencia as necessidades do seu corpo o tempo todo?

Mudar é difícil. Muitas vezes conseguimos operar algumas mudanças, mas temos a tendência a voltar aos antigos hábitos. Pense bem: quantas vezes você já tentou incorporar um hábito novo que acabou esquecido? Vamos supor que você decidiu usar as escadas em vez do elevador. Um dia, porém, você chega em casa e, quando percebe, já chamou o elevador e decide que "já que" chamou, vai usá-lo naquele dia. Mas o mesmo se repete no dia seguinte e, quando você se dá conta, a escada ficou completamente de lado.

O mesmo acontece com a alimentação. Imagine uma pessoa que sempre compra chocolate após o almoço e decidiu parar. Um dia, meio "sem perceber", compra um e pensa: "Só hoje". Mas o hábito se repete e, quando ela percebe, o chocolate diário voltou.

É muito fácil voltar aos antigos hábitos e, por isso, a mudança de comportamento exige que estejamos sempre focados às nossas atitudes e necessidades. Pesquisadores do comportamento humano sugerem que uma boa forma de adotar um novo hábito é deixar algumas "pistas" no seu dia. Por exemplo, para não esquecer que você deve subir as escadas, programe um alarme no celular para o horário que você normalmente chega ao trabalho ou em casa. Outra coisa que surte resultado é espalhar lembretes de sua nova meta, qualquer coisa que o mantenha focado e lembrando sempre do seu objetivo atual.

A mudança, além de comprometimento, exige também sair de uma zona de conforto difícil de ser transpassada, pois muitas vezes mexe com aspectos mais profundos do que imaginamos, como o nosso emocional.

O mais importante sobre mudar o comportamento é que essas transformações devem ser sustentáveis. É comum o paciente chegar ao consultório dizendo que, por mais que goste de comer ou fazer determinada coisa, ele está disposto a abdicar daquilo para conseguir emagrecer. Um exemplo comum é a bebida alcoólica. A pessoa se compromete a parar de beber até chegar ao objetivo, mas, se ela gosta daquilo, quais as chances de ficar sem a cerveja com os amigos por um longo período? O emagrecimento sustentável, portanto, é aquele conseguido através de mudanças que serão mantidas. Por isso, não adianta apelar para o radicalismo.

Só diminuir calorias basta?

Quando nos referimos ao balanço energético negativo, para muitos, isso significa ingerir menos calorias. O problema é que, quando alteramos a alimentação, corremos o risco de criar novos problemas. Afinal, a comida é uma necessidade do nosso corpo e uma importante fonte de prazer. Então, quando a pessoa decide emagrecer e se submete a uma dieta que vai privá-la de um ou vários alimentos, isso acaba se tornando uma grande fonte de estresse em vez de ajudar no processo.

Imagine uma pessoa que adora doces e inicia uma dieta na qual precise cortar todo tipo de açúcar. Por mais que ela se esforce nos primeiros dias, dificilmente conseguirá perseverar nessa dieta restritiva por muito tempo — até porque um efeito comum da restrição é criar uma fissura ou obsessão.

Muitos que estão lendo este livro já devem ter conseguido emagrecer por um determinado período, mas depois voltaram a engordar. Mais de 80% das pessoas que perdem peso com dietas o recuperam em um prazo de até cinco anos. Isso se deve a uma série de adaptações metabólicas, neuroendócrinas e comportamentais em resposta à diminuição da quantidade de gordura corporal.[2]

Para se ter uma ideia do quanto a gordura é importante para o corpo, toda vez que uma pessoa emagrece o próprio tecido adiposo começa a liberar alguns hormônios para impedir o emagrecimento e fazer a pessoa engordar novamente.

Conheça a leptina

A leptina é um hormônio produzido principalmente pelo tecido adiposo e tem como principal função estimular no cérebro a área responsável pela saciedade. Devido a isso ela ficou conhecida como hormônio da saciedade.[3]

As concentrações desse hormônio são controladas conforme o total de tecido adiposo presente no organismo: quanto mais tecido adiposo, mais hormônio circulante. Sendo assim, seria lógico pensarmos que pessoas com grande quantidade de tecido adiposo deveriam comer menos, pois teriam mais saciedade e menos fome. Isso seria ótimo, mas não é o que acontece: quando o acúmulo de gordura começa a ser excessivo, o corpo cria uma resistência a esse hormônio, fazendo com que a pessoa não sinta seus efeitos sobre a saciedade. Esse processo é denominado resistência à leptina.

Se não bastasse isso, quando a pessoa começa a emagrecer, o cérebro, que estava resistente, percebe a diminuição nas concentrações de leptina. Além disso, a leptina é capaz de regular o gasto energético. Quando o indivíduo começa a emagrecer, não só ocorre o estímulo da fome, como também a diminuição do gasto de energia; ou seja, um boicote do nosso próprio organismo ao emagrecimento!

Além da leptina, existe ainda uma série de outros hormônios que regulam a fome e saciedade e atuam diretamente no processo de emagrecimento, dificultando-o ou fazendo a pessoa engordar novamente. Esses hormônios têm um efeito tão potente que a indústria farmacêutica está em uma busca frenética para tentar desenvolver um medicamento que atue sobre eles, auxiliando no emagrecimento. Na verdade, se formos refletir, as pessoas engordam não apenas por um motivo e sim por uma associação de fatores e dificilmente algum medicamento será capaz de atuar em todas essas vertentes.

Isabela e os medicamentos

Quando Isabela chegou à clínica, aos 25 anos, estava com o maior peso de sua vida. Ao conversarmos sobre seu histórico de peso e saúde ela me relatou que sempre fora "cheinha", desde bebê até a infância e adolescência, quando procurou um médico famoso que prescreveu uma fórmula com uma série de medicamentos, entre eles hormônios inibidores de apetite e outras substâncias proibidas que aceleram o metabolismo, mas causam dependência e diversos malefícios à saúde — ou seja, uma "bomba". Quando começou a consumi-lo ela se sentia "a mil por hora", rendia bem na escola e logo na segunda semana, ao se pesar, verificou que havia perdido três quilos. Parecia mágica! Ela ficou muito animada. Com o passar de mais algumas semanas, começou a sentir palpitações, suava mais que o habitual e seu sono estava muito ruim, o que a deixava exausta durante o dia. Além disso, já não percebia tanto resultado na balança e decidiu parar com o medicamento. Até esse momento, havia conseguido perder nove quilos. Um mês depois de parar, já havia ganhado quase cinco quilos, ao que decidiu voltar a tomar o medicamento, ficando nesse processo por anos. Estava dependente do produto, mas, por conta de todos os efeitos colaterais, não conseguia mais continuar com ele; precisava parar. Em sua primeira tentativa, conseguiu ficar quatro meses sem o medicamento, período em que engordou doze quilos. Voltou ao mesmo médico, que passou uma nova fórmula, mas, dessa vez, perdeu apenas cinco quilos. Não conseguia dormir, suas mãos tremiam sem parar, seu suor estava cada vez mais intenso, assim como as palpitações, tinha fortes oscilações de humor e estava infeliz com o resultado. Procurou então a ajuda de um psiquiatra, que, em vez de suspender o uso do produto, associou a ele um medicamento estabilizador de humor. O quadro piorou, ela passou a se sentir apática durante grande parte do dia e seu peso ficou estagnado. Foi quando sentiu que havia se tornado uma prisioneira dentro do próprio corpo e parou tudo. Ao final de todo o processo, estava vinte quilos acima do seu peso inicial e tudo o que queria era voltar a ter o corpo de antes.

....

Além de causar frustração, o efeito rebote ocasionado por nosso corpo para impedir o emagrecimento acaba fazendo com que, assim como aconteceu com Isabela, muitas pessoas entrem em um processo de engorda e emagrecimento comumente chamado de "efeito sanfona".

Antes   Depois   Depois de depois

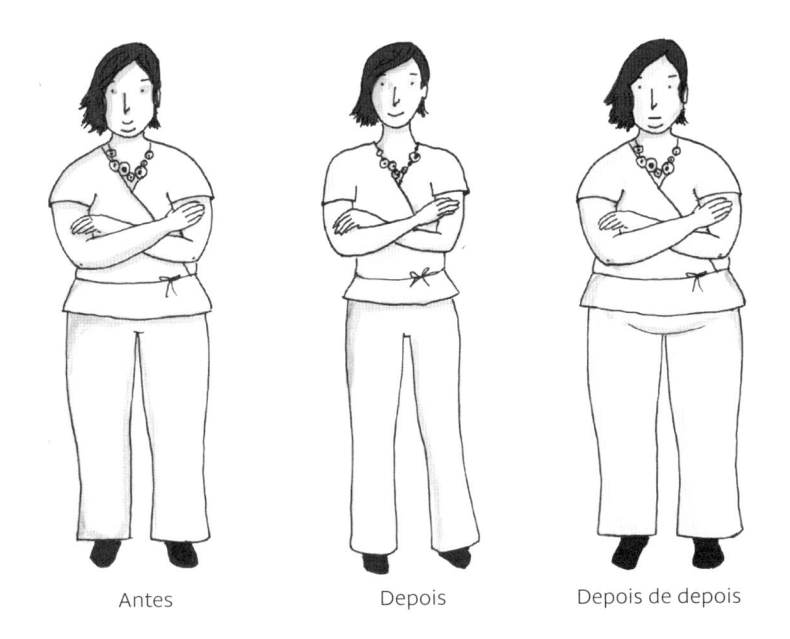

Os impactos do efeito sanfona na saúde são muito pesquisados e estudos demonstram que ele pode ser maléfico à saúde, diminuindo a tolerância à glicose[4] e até mesmo aumentando o risco de desenvolvimento do câncer de endométrio.[5] Um dos mecanismos responsáveis por esses efeitos seria o aumento da produção de citocinas pró-inflamatórias pelo próprio tecido adiposo. Esse aumento da inflamação tem sido relacionado com o surgimento de inúmeras doenças, como diabetes, hipertensão e outros distúrbios cardiovasculares.[6] Além disso, o efeito sanfona faz com que o tecido adiposo, que normalmente já regula o metabolismo na tentativa de evitar o emagrecimento, acabe ficando cada vez mais resistente a ele, o que pode levar a um ganho de peso corporal em longo prazo.[7]

Esses dados demonstram cada vez mais como o nosso corpo quer manter seus estoques de gordura. *Sendo assim, para a saúde, muitas vezes é melhor ter um peso corporal estável, mesmo que um pouco acima do que o desejado, do que sofrer com o efeito sanfona.*

Cientes disso, precisamos utilizar esse conhecimento em nosso favor e, ao decidir pelo emagrecimento, entender que as mudanças devem ser permanentes, muito além da dieta da moda. Os novos hábitos têm de ser incorporados à rotina, fazendo parte de um novo estilo de vida.

MITOS E PERGUNTAS

Procedimentos estéticos como drenagem linfática, massagem modeladora, criolipólise e carboxiterapia emagrecem?

Seria ótimo, mas vamos entender um pouco mais como o nosso corpo funciona.

De um modo geral, a gordura pode estar circulante ou armazenada (a maior parte) no tecido adiposo na forma de uma molécula chamada triacilglicerol, o TG. Essa molécula é formada pela associação de três ácidos graxos (três moléculas de gordura) e um glicerol.

Para emagrecer, precisamos oxidar, ou seja, "queimar" a gordura, e o tecido capaz de queimar gordura de modo mais significativo para o emagrecimento é o muscular. Para que isso ocorra, quatro etapas são necessárias:

1. Lipólise: quebra da gordura que está armazenada no tecido adiposo. Para um emagrecimento significativo, a gordura estocada no tecido adiposo precisa ser mobilizada através desse processo. Ela ocorre principalmente através do estímulo hormonal.
2. Transporte: após a lipólise, a molécula de gordura deverá ser transportada até o tecido muscular, que é estimulado conforme a necessidade. Se não houver demanda de energia, não ocorrerá a entrada da gordura.
3. Entrada na célula muscular: para isso, é necessário um mecanismo de transporte presente na superfície da célula muscular.
4. Entrada na mitocôndria: uma vez dentro da célula muscular, a gordura precisa ainda entrar na mitocôndria, organela responsável por sua oxidação (queima), através de um mecanismo de transporte complexo e facilmente saturável.

Para que ocorra a queima de gordura é preciso haver um estímulo adequado o suficiente para estimular todas essas etapas, e o exercício físico é o modo mais eficaz de se conseguir isso.

Portanto, se apresentarem qualquer novo procedimento ou suplemento supostamente eficaz para emagrecer, isso significa que ele deveria atuar em todas essas etapas. Portanto, voltando à pergunta inicial: você acredita que algum dos procedimentos estéticos citados faz isso?

A drenagem linfática é uma técnica de massagem cujo principal objetivo é estimular o sistema linfático, que, entre outras funções, é responsável pela remoção de fluidos em excesso. Era comum, há algum tempo, ouvir que a drenagem ajudaria no emagrecimento por eliminar a gordura pela urina. Mas se alguém disser que com algum procedimento você vai emagrecer eliminando gordura desse modo, corra! Se isso realmente acontecer, significa que seu rim está danificado e você precisará procurar um médico com urgência.

A carboxiterapia é um procedimento estético com a aplicação de injeções de gás sob a pele, a fim de destruir as células de gordura. A criolipólise, por sua vez, destruiria as células de gordura através do resfriamento.

Como visto, o maior atributo que esses procedimentos parecem ter é a capacidade de quebrar/congelar/destruir a célula de gordura. Se isso ocorrer de fato, aquela molécula complexa estocada no tecido adiposo será quebrada e irá para a circulação. A partir daí, existem duas possibilidades:

a. a gordura vai "passear" pela circulação e, se não houver demanda para entrar no músculo, será estocada novamente no mesmo ou em outro depósito de gordura;
b. o aumento da gordura circulante pode resultar em seu acúmulo na parede dos vasos ou até mesmo em sua infiltração em alguns órgãos, o que pode prejudicar a saúde.

Voltando, então, à pergunta inicial: **você acha mesmo que algum desses procedimentos colabora para o emagrecimento?**

Por que emagrecer?

> *Se não estás satisfeito com o que tens, o que te leva a crer que estarás feliz com o que não tens?*
> **Platão**

Assim como tudo o que fazemos na vida, para ter sucesso no emagrecimento é preciso compreender qual o nosso objetivo com ele. Isso é importante, pois muitas vezes o principal motivo para querer emagrecer é acreditar que emagrecimento é saúde, o que nem sempre é verdade!

Não podemos confundir o atual padrão de beleza da magreza, de braços torneados e barrigas "tanquinho", com saúde. Aliás, como profissionais da área, sabemos que muitos dos orgulhosos donos desses corpos esculturais (que parecem se multiplicar a cada dia pelos meios de comunicação), apesar de se dizerem saudáveis, não conquistaram a atual silhueta de modo natural ou saudável.

Conversando não apenas com os pacientes, mas também com alunos e participantes dos cursos e palestras que ministramos, está claro para nós que a valorização da magreza só traz mais insegurança e descontentamento das pessoas com seu próprio corpo. E elas, ávidas por mudanças, estão dispostas a comprar e consumir qualquer produto que as deixe mais perto desse objetivo. Se pensarmos bem, esse descontentamento é muito interessante para a indústria do fitness, pois ele rende... e muito! Quanto maior a insatisfação, maior a venda de suplementos milagrosos, de "superalimentos", de roupas e acessórios que disfarçam partes do corpo... a gama de produtos é enorme. Para a indústria, pessoas felizes e contentes com o próprio corpo não são nada interessantes — ou você acha que elas compram do mesmo modo todos esses produtos que saem no mercado?

Então, qual o seu motivo para emagrecer? Por mais diferente que sua resposta possa ser, ela se encaixará em uma de duas opções: estética ou saúde.

Muitas das pessoas que dizem querer emagrecer por questões de estética normalmente acreditam que isso aumentará sua autoestima e que elas serão mais admiradas. Há casos de pacientes que, ao emagrecer um pouco, já percebem as roupas com melhor caimento, e se sentem ótimos e mais confiantes com o próprio corpo e no modo como agem com os amigos, parceiros e com a vida. Quando isso acontece, é recompensador ver a mudança no olhar e na atitude das pessoas.

Marcelo e a mudança interior

Um dia chegou à clínica Marcelo, de quinze anos, acompanhado dos pais. Era um adolescente calado, que quase não respondia às perguntas e mantinha o olhar baixo. Ele era ridicularizado pelos colegas de escola por estar acima do peso e os pais haviam descoberto que ele, envergonhado de seu corpo, enfaixava o tronco para ir à escola na tentativa de passar despercebido pelos colegas. Durante nossa conversa inicial com a família, Marcelo chorou. Estava muito triste e insatisfeito com toda a situação e estava determinado a emagrecer. Após iniciarmos o acompanhamento, com exercícios de que ele gostava (natação, futebol e jogos na quadra) e uma alimentação mais equilibrada, foi gratificante ver a mudança acontecendo de dentro para fora. Logo nas primeiras semanas era possível ver o comportamento dele mudando, não porque já havia emagrecido, mas sim porque ele encontrava prazer nas atividades. Aos poucos descobriu esportes de que gostava muito e já se sentia tranquilo e confiante para jogar com os amigos de escola. Um mês após a primeira consulta, o adolescente que entrou sorrindo para a reavaliação nada tinha daquele de antes. Esse Marcelo era confiante, falante e fazia brincadeiras. Essa confiança adquirida se refletia em como os outros o viam e se relacionavam com ele. A maior mudança nesse período de um mês não foi a corporal, e sim a autodescoberta.

Nos meses subsequentes, Marcelo conseguiu avançar em seus objetivos. E o mais importante em todo o processo foi o apoio da família, que respeitava suas opiniões e seu momento, sem alarde.

Com Marcelo ficou evidente que pequenas mudanças podem fazer a diferença no modo como a pessoa se sente em relação a si própria, e que esse é apenas o início para a principal mudança: a interna.

No entanto, também existem casos de pacientes que nunca estão satisfeitos. Nunca. Pessoas que já possuem um corpo saudável, bonito, por vezes até magro, mas ainda querem emagrecer mais. Ou aqueles que conseguem atingir seu objetivo e, em vez de ficarem satisfeitos com o resultado, começam a perceber que existe outra parte do corpo que não incomodava, mas agora incomoda — e surge uma busca sem fim na qual a perfeição é o limite.

O que se observa é que muitas pessoas tendem a nunca ficar satisfeitas com o corpo que possuem. Não por um problema real, mas por uma insatisfação interna. Essas pessoas, sempre que se olham, apenas focam no que as desagrada: "Minha perna é gorda", "Meu braço é muito grosso", "Odeio minha barriga", "Não quero que ela faça dobras quando me sento!". Essa insatisfação constante leva muitas dessas pessoas a restringir drasticamente a alimentação, a usar suplementos milagrosos e medicamentos controlados, além de se submeter a procedimentos em clínicas de estética e até a cirurgias plásticas. Há casos extremos de pessoas que se valem desses recursos mais de uma vez e, mesmo assim, estão dispostas a tentar a terceira, a quarta vez... Nesses e em outros casos, muitas vezes há a necessidade de um acompanhamento mais profundo, multidisciplinar, no qual o papel de um psicólogo é fundamental para ajudar o indivíduo a lidar com seus anseios.

Precisamos ser acima de tudo realistas com o corpo que possuímos e com nossos limites. Não adianta colocarmos metas insustentáveis, pois, se emagrecer é difícil, manter-se magro é ainda mais.

Se você se reconheceu em um ou mais desses comportamentos, anote abaixo a seguinte reflexão: o que você gostaria de mudar no seu corpo?

_____

_____

_____

_____

Se conseguir isso, essa mudança realmente fará tanta diferença em como você se sente? Deixará você satisfeito(a)? Por quê?

Agora, se pergunte: você conhece alguém plenamente satisfeito com o próprio corpo? Mesmo as pessoas mais elogiadas por sua beleza, tidas como modelos, quando perguntadas se estão felizes com a própria figura, sempre têm algo do qual reclamar. São raras as que se dizem plenamente satisfeitas. Isso nos faz pensar que, se mesmo elas querem mudar, onde ou quando isso vai parar? Você já pensou nisso?

Existem muitos pacientes que, ao emagrecer um pouco, querem emagrecer ainda mais, mas agora em "determinados lugares". No entanto, nosso corpo não emagrece no lugar que queremos — aliás, muitas vezes isso acontece primeiro onde as pessoas não querem, e isso depende muito mais da nossa genética do que do tipo de comida ou exercício que fazemos.

Mulheres que possuem quadril largo em geral afinam mais rapidamente a cintura que o quadril. Se continuarem no processo de emagrecimento, o resultado poderá ser um corpo ainda mais desproporcional e, por consequência, gerar maior insatisfação com o quadril.

Queima localizada de gordura é possível?

Seria ótimo se, assim como nos músculos, quando quiséssemos emagrecer em um determinado lugar bastasse focar o exercício naquela parte, não é mesmo? Mas o estímulo para o emagrecimento ocorre de modo generalizado e, como vimos, são necessárias várias etapas para que ocorra a queima de gordura.

Para dar início à lipólise, que fará a mobilização da gordura estocada no tecido adiposo para a circulação, é necessário um estímulo hormonal, principalmente da adrenalina.

Pensando em emagrecimento, o exercício é um dos maiores estímulos para liberação da adrenalina. No entanto, por mais que haja uma concentração suficiente de adrenalina circulante, ela apenas estimulará a quebra da gordura quando se ligar ao receptor e cada depósito de gordura possui uma composição diferente de receptores, ou seja, eles respondem de modo diferente.

O tecido adiposo localizado na região do quadril, o culote, possui uma quantidade pequena de receptores, assim como o tecido adiposo do braço, principalmente o do tríceps (o famoso "músculo do tchau"). Sendo assim, são depósitos mais difíceis de ser mobilizados. Já o tecido adiposo visceral, localizado dentro da cavidade abdominal, possui um grande número de receptores e é facilmente mobilizado. É fundamental que se compreenda essa diferença, pois, dependendo da área em que se deseja emagrecer, você precisará ter um pouco mais de paciência.

Sendo assim, de um modo geral, é mais fácil emagrecer na barriga que no quadril. No entanto, esse emagrecimento dependerá também da sua genética. Para saber como seu corpo tende a funcionar, basta se lembrar das vezes que conseguiu emagrecer. Onde foi que você afinou primeiro?

Olhe-se no espelho, analise seu corpo e o corpo de seus familiares, a estrutura corporal de vocês. Desse modo você terá uma boa noção da sua carga genética. Será que a dieta e os exercícios serão capazes de realizar a mudança desejada? Muitas vezes a resposta é "sim", mas ela também pode ser "não".

O importante é entendermos nossa estrutura corporal e não querer mudá-la, mas tirar o melhor benefício dela. Essa análise você mesmo pode fazer, mas também pode ser auxiliado por um bom profissional da saúde.

Se uma pessoa que tem uma estrutura corporal mais forte quiser ser magra e esguia, provavelmente pagará um preço bastante alto para consegui-lo. Terá uma vida de privação alimentar e excesso de exercícios e, se pensarmos no aspecto social do alimento, isso também poderá implicar privação social. Precisará abdicar de jantares com família e amigos, festinhas de crianças, churrascos... e é importante refletir se uma vida assim vale a pena.

Temos de ser sinceros sobre o quanto estamos dispostos a sacrificar para conseguir o corpo desejado. E, acima de tudo, compreender que, para manter essas mudanças corporais, as mudanças comportamentais (alimentação e exercícios) precisam ser inseridas permanentemente, ou seja, é preciso adotar esses hábitos para sempre. Trace seus objetivos pensando em mudanças que você conseguirá manter na sua rotina.

ESTÉTICA OU SAÚDE?

Uma das primeiras perguntas que fazemos aos pacientes durante a consulta é sobre os objetivos deles. Todos afirmam que pelo menos um dos objetivos é ter saúde e envelhecer bem.

Excelente! No entanto, aqui entra outra questão relevante: para estar saudável nem sempre é necessário perder peso. Você pode ter ficado surpreso com essa informação, mas é verdade. Para ter saúde não é preciso estar magro, é preciso ser ativo.

Cada vez mais estudos científicos nos mostram que associar magreza a saúde é um equívoco. É possível, sim, ser saudável e estar acima do peso considerado adequado por muitos, desde que a pessoa tenha peso estável e seja fisicamente ativa. Em contrapartida, uma pessoa sedentária, ainda que magra, pode não ser considerada plenamente saudável.

Ser saudável não é simplesmente estar livre de doenças, mas também se sentir bem e estar bem consigo mesmo. Então, se você respondeu logo no começo que quer emagrecer para ser saudável, vamos analisar se você precisa mesmo emagrecer. Para isso, pergunte a si mesmo como está sua saúde:

- Você se sente bem disposto(a) para as atividades e os relacionamentos (sua vida social e no trabalho) do dia a dia?
- Os resultados dos seus exames médicos estão adequados?
- Você pratica atividades físicas regularmente?

Se sua resposta foi positiva para tudo isso, então talvez seu "diagnóstico" seja: NÃO, você não precisa emagrecer.

A menos que seja por outro motivo.

Na dúvida, muitos procuram profissionais da área da saúde para realizar uma avaliação física, verificar se estão dentro do considerado adequado e obter aconselhamento sobre o que podem melhorar, o que é muito positivo.

O problema é que hoje em dia a maior parte dos profissionais avalia apenas o percentual de gordura. Quem já fez essa avaliação sabe que para obter esse valor é realizada uma série de medidas com o auxílio de um adipômetro (aparelho que "belisca" a pele para medir o tamanho das dobras cutâneas), e os valores do tamanho dessas dobras são distribuídos em uma fórmula — existem várias fórmulas diferentes — para chegar ao percentual de gordura, ou seja, a quantidade de gordura em seu corpo.

Outro modo simples de obter esse percentual de gordura é pelo uso de aparelhos ou balanças com bioimpedância. Nesse caso, o cálculo é feito através da passagem de uma corrente elétrica pelo corpo da pessoa.

Alguns profissionais, inclusive, comentam com seus pacientes sobre o percentual de gordura ideal, que muitas vezes ficaria em torno de 15%-20% para homens e 20%-25% para mulheres.

De fato, isso tudo parece muito científico, promissor, sedutor, exceto por um detalhe: esses valores de referência para percentual de gordura não têm relação direta com saúde. Quando se faz uma busca científica sobre o assunto, vê-se que não há nada que relacione percentual de gordura corporal e saúde (ou risco de morte/de desenvolver doenças). Na verdade, nem existe um percentual de gordura ideal. Sendo assim, essas avaliações são úteis para as pessoas terem uma ideia do antes e do depois, para verificar o que está acontecendo com o corpo — nada além. Utilizar essa informação como parâmetro de saúde é um erro.

Atualmente existem apenas dois parâmetros de saúde que podem ser utilizados com relativa eficiência. E o melhor, ambos são bastante simples de se aferir: o índice de massa corporal (IMC) e a circunferência abdominal.

ÍNDICE DE MASSA CORPORAL

Utilizado para adultos, este índice é calculado apenas com as informações de peso corporal e estatura, através da seguinte fórmula:

IMC = peso (em quilos) ÷ estatura^2 (em metros)

O resultado obtido deve ser analisado de acordo com a tabela abaixo. O objetivo é classificar a pessoa segundo as categorias estabelecidas pela Organização Mundial da Saúde (OMS).

TABELA 1 • IMC

IMC (kg/m^2)	Classificações
Menor que 18,5	Abaixo do peso normal
18,5 – 24,9	Peso normal
25,0 – 29,9	Excesso de peso
30,0 – 34,9	Obesidade classe I
35,0 – 39,9	Obesidade classe II
Maior ou igual a 40,0	Obesidade classe III

Classificação segundo a OMS com base no IMC.

Vamos utilizar o exemplo de uma pessoa que tenha 1,65 metro de estatura e pese oitenta quilos. Seu IMC será de 29,30 kg/m^2, classificado como excesso de peso.

Calcule e anote aqui o seu IMC: _____

Classificação: _____

Por ser um cálculo rápido e simples, esse índice é bastante utilizado para estudos em grandes populações, mas ele possui graves limitações. Vamos verificar o caso da figura a seguir:

ALTURA
1,82 m
PESO
115 kg
IMC
34,7 kg/m²

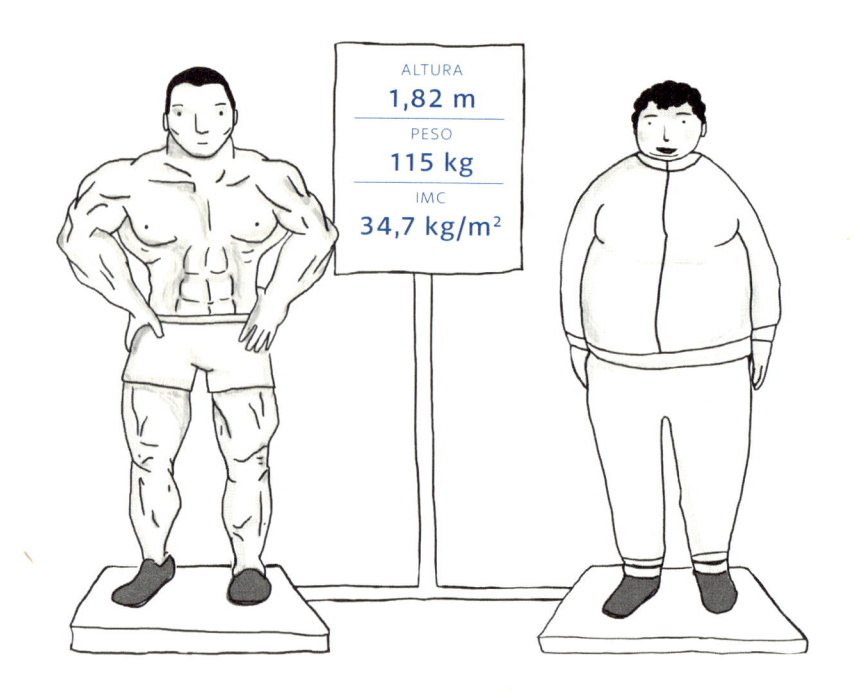

Como podemos perceber, os dois homens são classificados com o IMC 34,7 kg/m², ou seja, são considerados obesos. Analisando a figura, contudo, você percebe que eles possuem corpos completamente diferentes. Isso acontece porque esse índice não diferencia uma coisa muito importante: massa gorda e massa magra. Logo, pessoas que não estejam no grupo de risco podem ser classificadas como tal — o que pode gerar muita confusão.

Por isso, apesar de o IMC ser um índice de saúde, para avaliação individualizada temos um método mais simples e certeiro: a medida da circunferência abdominal.

CIRCUNFERÊNCIA ABDOMINAL

A circunferência abdominal é a medida com melhor reconhecimento científico para avaliar risco de saúde e, além de tudo, a mais fácil de se fazer. Para isso precisamos apenas de uma fita métrica e um espelho. Existem alguns métodos para medir a circunferência, mas, para facilitar, vamos estabelecer duas possibilidades: em cima do umbigo ou na maior circunferência. Faça a medição passando a fita métrica, conforme pode ser observado na figura a seguir (não hesite em pedir a ajuda de alguém para realizar a medida).

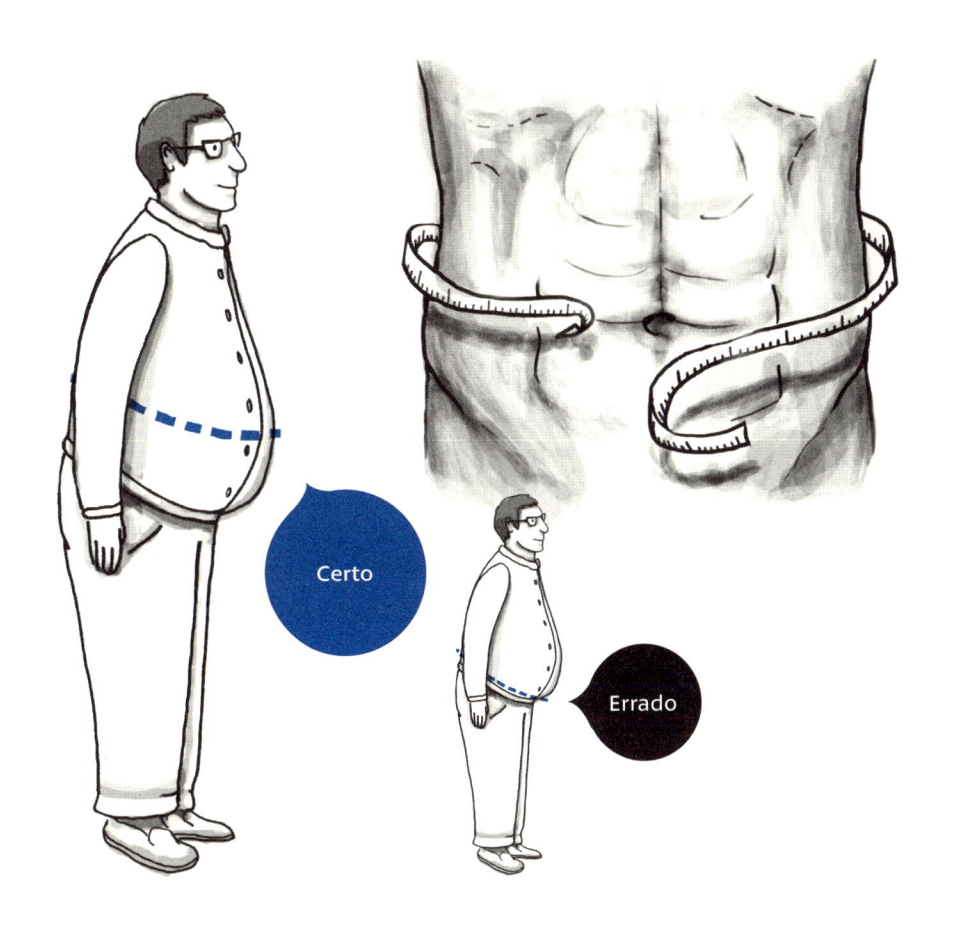

O valor da circunferência está relacionado com o risco aumentado de desenvolver doenças cardíacas. Para analisar o resultado, basta verificar sua classificação de risco conforme os valores da tabela abaixo.

TABELA 2 • CIRCUNFERÊNCIA ABDOMINAL VERSUS RISCO DE DOENÇAS CARDIOVASCULARES E SÍNDROME METABÓLICA

Sexo	Faixa ideal	Risco aumentado	Risco muito aumentado
Feminino	< 80 cm	80 – 88 cm	> 88 cm
Masculino	< 94 cm	94 – 102 cm	> 102 cm

Anote aqui o valor da sua
circunferência abdominal: _____

e sua classificação de risco: _____

Caso seu risco seja classificado como aumentado ou muito aumentado, isso significa que sua saúde pode estar em risco e se faz necessária uma boa avaliação médica e nutricional. Quando foi a última vez que você fez exames? Talvez esteja na hora.

Esse método é extremamente simples, eficiente e muito importante, pois, quanto maior sua circunferência, maior o acúmulo de gordura nessa região. Nela estão presentes dois principais depósitos: o localizado logo abaixo da pele, ou subcutâneo, e o localizado dentro da cavidade abdominal, o visceral. O local onde a gordura está localizada nos diz muito sobre a saúde do indivíduo. Na figura abaixo podemos ver a diferença entre esses depósitos.

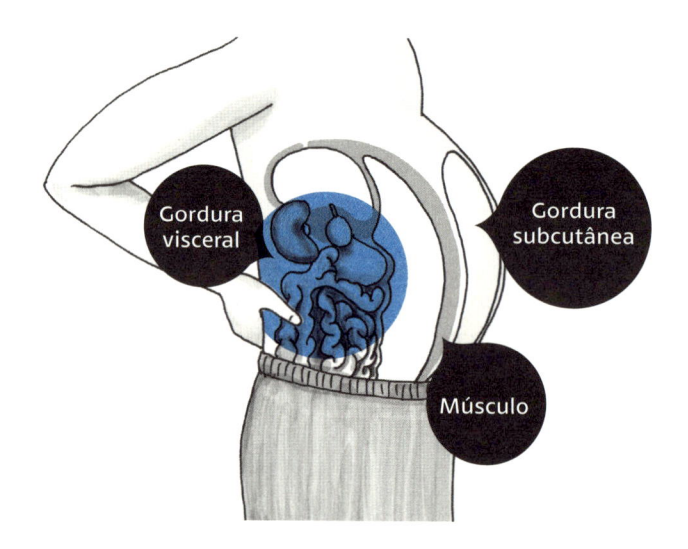

Enquanto um acúmulo aumentado de gordura na região visceral está diretamente relacionado a diversas doenças, o acúmulo na região subcutânea parece ter um efeito mais protetor à nossa saúde. Por isso, pessoas que armazenam gordura nesse local, mesmo que o acúmulo seja grande, geralmente apresentarão exames de saúde adequados.

Uma boa maneira de classificar a forma corporal: o tipo androide, ou maçã, e o tipo ginoide, ou pera. Olhando a imagem a seguir, com qual corpo você acha o seu mais parecido?

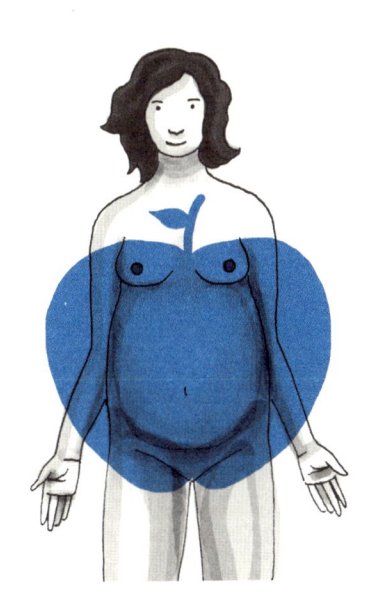

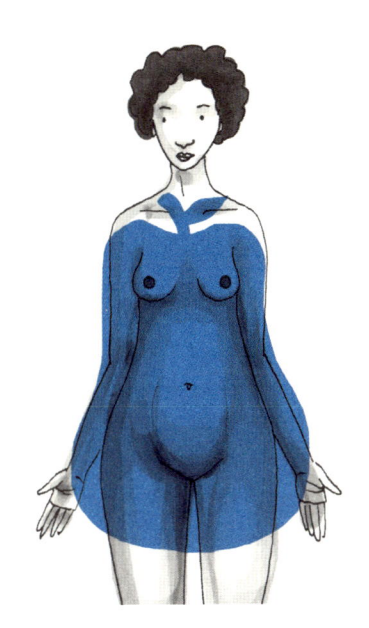

No corpo do tipo "maçã", a gordura está localizada principalmente na região abdominal. Se você possui essa forma corporal, isso já é um sinal de alerta. Mas lembre-se de que mesmo acumulando mais gordura na barriga ela ainda pode estar situada ou na região subcutânea ou na visceral. Quer saber qual delas você acumula mais?

De um modo geral, podemos dizer que quem acumula mais na região subcutânea possui uma barriga com aspecto mais flácido, enquanto quem armazena na região visceral possui uma barriga mais arredondada e dura. Isso ocorre pois esse depósito está "protegido" pela musculatura abdominal, o que fornece uma sustentação à gordura. Logo, se você possui esse tipo de acúmulo de gordura e se sua circunferência abdominal está aumentada, sua saúde está em risco.

Já nas pessoas do tipo "pera" o acúmulo de gordura ocorre principalmente na região do quadril e coxa, o famoso culote. Apesar de esteticamente algumas pessoas se incomodarem mais com essa forma corporal, a gordura acumulada nessa região é menos agressiva para a saúde e, na verdade, muitas vezes não oferece risco. Estudos sugerem, inclusive, que essa gordura teria um papel protetor. Mulheres a acumulam mais do que homens e isso ocorre pela diferença hormonal, principalmente do estrogênio, que predispõe o corpo da mulher a acumular mais gordura nessa região em vez de na cavidade abdominal, onde está localizado o útero, protegendo, assim, o bebê durante o período gestacional.

Quando a mulher entra na menopausa, o acúmulo de gordura passa a ocorrer de modo significativo na região abdominal, em um padrão semelhante à maçã, típico dos homens. Você já reparou como as mulheres idosas possuem barriga maior que o culote? Isso ocorre porque, após a menopausa, a concentração de estrogênio cai drasticamente e o corpo da mulher passa a ter maior predominância da testosterona, mudando o local de acúmulo de gordura para a cavidade abdominal.

Sendo assim, no que diz respeito à saúde, é melhor ter um acúmulo de gordura subcutânea do que visceral; é melhor ter o corpo do tipo "pera" que tipo "maçã". No entanto, saiba que a saúde pode ser alcançada independentemente do seu tipo corporal.

Bruna e a aceitação corporal

Outro caso que merece destaque foi o de Bruna, que, assim como muitos pacientes, chegou à clínica com o objetivo de emagrecer, pois queria melhorar sua saúde. Quando perguntamos sobre o histórico de peso dela e da família, ela respondeu que desde criança sempre foi "cheinha" e que seus pais também estavam acima do peso e precisavam emagrecer. Perguntei sobre a saúde deles e ela replicou que eles não tinham nada, nem resfriado pegavam. Comentei que eram saudáveis. Ela discordou, pois estavam acima do peso. Expliquei então que peso corporal é um indicativo muito pobre de saúde e que estar um pouco acima não seria problema, desde que seu peso fosse estável, estivesse bem de saúde e fizesse atividade física regularmente. Ela me respondeu que não se exercitava com regularidade, mas que seu peso era estável e sua saúde, muito boa. Enquanto dizia isso, ela parecia confusa e desconfortável. Como poderia alguém acima do peso ser saudável? Isso era o contrário de tudo o que ela sempre tinha escutado e lido a respeito. Conversamos durante um bom tempo sobre o que é saúde e como ela, mesmo tendo um IMC de 27 kg/m², considerado sobrepeso, estava bem, e a única coisa que precisávamos melhorar era a qualidade do exercício físico.

Nesse dia apresentei a Bruna a um movimento crescente em todo o mundo, que tem como base estudos científicos que demonstram que a saúde não é dependente do peso ou forma corporal.[1] Esse movimento, conhecido em inglês como "Health at Every Size^SM" (em tradução livre, algo como "Saúde em todos os tamanhos"), usa muitos dos princípios que discutimos ao longo deste livro para promover bem-estar e aceitação corporal.

> Recente pesquisa analisou diversos estudos que correlacionaram o IMC com risco aumentado de morte e verificou que essa relação existe para a obesidade (IMC acima de 30 kg/m²), mas não para o sobrepeso (IMC entre 25 e 29,9 kg/m²). Sendo assim, se a pessoa possui peso estável e não apresenta complicações de saúde, talvez ela não precise de fato emagrecer!

Essa é uma mudança de paradigma que demanda tempo para ser compreendida, mas esse entendimento é essencial, pois muitas pessoas buscam um emagrecimento de que não precisam e, pior ainda, por vezes incompatível com seu corpo.

Reflita sobre sua saúde e seus objetivos.

SOBRE O EMAGRECIMENTO

É possível emagrecer três quilos em uma semana?

Agora que já abordamos a diferença entre emagrecer e perder peso, já sabemos que se uma pessoa quer emagrecer três quilos em uma semana, isso significa perder gordura.

O tecido adiposo possui alguns outros componentes além da gordura (água, tecido conjuntivo e circulatório), mas estima-se que cerca de 90% dele seja constituído de gordura. Então, vamos lá: para cada quilo de tecido adiposo, vamos considerar novecentos gramas de gordura, e cada grama de gordura é capaz de fornecer 9 kcal (unidade de medida da energia contida nos nutrientes). Assim, para perdermos esse um quilo de tecido adiposo, precisaríamos gastar 8100 kcal. Logo, para emagrecer três quilos, seria necessário um déficit de 24 300 kcal.

Então, se a pessoa quer emagrecer três quilos em uma semana, isso significa que nos sete dias precisaríamos ter um déficit de 3471 kcal por dia!

$$1 \text{ kg} \ldots 8100 \text{ kcal}$$
$$3 \text{ kg} \ldots 24300 \text{ kcal}$$
Emagrecer três quilos em sete dias:
$$24300 \text{ kcal} \div 7 = 3471 \text{ kcal por dia}$$

Com o gasto de energia médio de um adulto, isso significa que a pessoa, além de não comer nada o dia inteiro, teria de correr uma maratona (42 quilômetros) por dia, todos os sete dias, para acumular esse déficit. Fácil? Impossível!

Vamos tomar agora o exemplo de uma pessoa que quer emagrecer um quilo por semana. Isso significaria ter de acumular um déficit de 8100 kcal, que, divididas pelos sete dias, correspondem a uma média diária de aproximadamente menos 1157 kcal. Ainda muito difícil, mas não impossível.

Já emagrecer quinhentos gramas por semana significaria um déficit de 578 kcal por dia: muito mais viável.

Vale ressaltar que essa conta é uma mera ilustração de como as coisas funcionam, mas não adianta começar a querer contar calorias gastas ou ingeridas. Nosso corpo não é uma máquina fechada e essa conta não é tão simples assim. Aliás, ela é extremamente complexa e sofre a influência de muitos fatores. Importante é entender que quando se perde peso, isso pode estar associado a uma perda de massa magra. E sabendo que a quantidade de massa muscular que um indivíduo possui está diretamente relacionada com saúde, qualidade de vida e longevidade, o ideal é preservá-la ao máximo, e muitas estratégias de perda rápida de peso acabam gerando uma perda de massa muscular.

Por isso, antes de traçar suas metas, leve em consideração que quanto mais rápido você quiser alcançar seu objetivo, maiores e mais radicais terão de ser as mudanças feitas. Além disso, ninguém engorda de um dia para o outro, tampouco emagrece assim. Engordar e emagrecer são processos crônicos, ou seja, ocorrem ao longo do tempo.

Como já falamos, muitas pessoas estão dispostas a sacrifícios malucos por resultados rápidos. Essas contas demonstram que não só o emagrecimento real nessa velocidade não é possível, como também são mudanças mais difíceis de serem mantidas em longo prazo. E não adianta querer perder peso mudando atitudes que você só conseguirá manter por um curto período. O que importa é a manutenção do resultado em longo prazo, não é mesmo? Para isso, as atitudes devem também ser mantidas por esse período. Para um emagrecimento efetivo, precisamos incorporar os novos hábitos, fazer deles um novo estilo de vida. Só assim os resultados obtidos serão conservados.

Uma prática comum recomendada para as pessoas que querem emagrecer é associar o início de uma reeducação alimentar à prática regular de exercícios físicos. De fato, estudos demonstram que iniciar tudo junto é uma boa estratégia, mas é preciso levar em conta que com isso o organismo sofrerá uma série de adaptações que vão se refletir no peso corporal.

No início pode e deve ocorrer um ganho de massa magra, que vai pesar na balança, e, se a pessoa ficar se pesando o tempo todo, pode se sentir frustrada e achar que nada está adiantando.

Aliás, é bastante comum nessa fase ouvir as pessoas dizendo que não tiveram resultado, pois o ponteiro da balança não mudou nada... Quando fazemos uma avaliação mais rigorosa, porém, elas relatam várias mudanças: que se sentem mais bem dispostas, que as roupas estão vestindo melhor, que a barriga desinchou, mas elas continuam se sentindo frustradas porque o peso na balança não diminui. Realmente, o peso pode até ser o mesmo, mas elas estão mais magras, perderam gordura e aumentaram massa magra.

Esse ganho de massa magra, principalmente de tecido muscular, é muito importante não apenas no emagrecimento, mas para a saúde e o envelhecimento saudável. Cada vez mais os estudos demonstram que um músculo ativo (uma pessoa ativa) está diretamente relacionado à melhora de diversos parâmetros de saúde, como a tolerância à glicose e o perfil lipídico sanguíneo, além de prevenção de doenças como diabetes, câncer, Parkinson e Alzheimer.

Quer envelhecer bem e está preocupado com sua saúde e não com estética? Exercite-se regularmente.

Além disso, existem diversos fatores que podem nos deixar mais pesados, como a oscilação hormonal e o ritmo circadiano (nosso relógio biológico).

Vamos tomar o caso de uma pessoa que se pesou na sexta-feira e estava com 75 quilos. Durante o fim de semana foi a um churrasco com amigos e a uma festa onde bebeu algumas caipirinhas. Na segunda-feira, essa pessoa se pesa e está com 76 quilos. Isso significa que ela engordou um quilo em dois dias? Não!

Estudos demonstram que nosso peso corporal oscila mesmo durante a semana. Tendemos a ter nosso maior peso corporal entre domingo e segunda-feira e o menor na quinta ou sexta-feira. Isso é normal e não necessariamente impede o processo de perda de peso.[2]

Na verdade, engordar um quilo em dois dias é muito difícil, praticamente impossível! Vamos voltar às contas: para engordar um quilo (de gordura), precisamos de um excesso de 8100 kcal no fim de semana ou 4050 kcal a mais por dia. Considerando que a pessoa normalmente já consome 2 mil kcal e mantém o peso corporal, ela teria de consumir cerca de 6 mil kcal por dia no fim de semana para engordar um quilo. Ou seja, é muita comida! Por isso, se você está mais pesado na segunda-feira, isso está longe de significar que você engordou.

Como já dissemos, essas contas são apenas uma aproximação, pois nosso corpo é bem complexo e muito inteligente. Quando a pessoa tem um padrão de consumo e gasto calórico, ele tenta se resguardar de qualquer tipo de excesso, tanto para emagrecer quanto para engordar. Isso significa que *se você tem um padrão e comete algum excesso, seu corpo vai lutar contra ele queimando mais calorias. Isso não é fantástico?*

Estudos demonstraram que, diante de um excesso energético, nosso corpo se autorregula, gastando mais calorias.[3] Um deles foi conduzido com indivíduos obesos e não obesos que receberam uma dieta hipercalórica de 5 mil kcal a 8 mil kcal por dia, até que todos aumentassem em 10% seu peso corporal, ou seja, no grupo obeso, a média, que era de 130 quilos, devia chegar até 143 quilos; no grupo não obeso, em que o peso inicial era de 66 quilos, eles deveriam chegar até 72,6 quilos. Como resultado, observou-se que logo nos primeiros dias houve um aumento no gasto energético médio de 500 kcal.[4]

Como esse aumento do gasto ainda era bem inferior ao consumo, eles engordaram (que era o objetivo do estudo), mas o importante aqui é demonstrar como nosso corpo consegue se adaptar a diferentes condições. Desde que sejam esporádicas. *Ou seja, não precisa se sentir culpado ou se punir por comer a mais um dia. Desde que você volte ao seu padrão normal (exercícios e alimentação), seu corpo vai ajudá-lo a "cuidar" desse excesso.*

Com isso, é importante entender que as pessoas não engordam de um dia para o outro porque cometeram excessos em um ou dois dias. O ganho de peso é resultado de um balanço energético positivo crônico. E o mesmo também serve para a perda de peso. Ela não ocorre de um dia para o outro, é o resultado de um balanço energético negativo crônico.

Não há magia ou pílula milagrosa, mas também não é preciso se punir ou se privar do que gosta. Com equilíbrio, é possível fazer e comer de tudo e ainda ser saudável e feliz.

MITOS E PERGUNTAS

Lipoaspiração e emagrecimento

A lipoaspiração foi realizada pela primeira vez na França, em 1921. É uma cirurgia que consiste na retirada por aspiração de gordura subcutânea (localizada abaixo da pele).

Conforme a Sociedade Brasileira de Cirurgia Plástica, essa é a cirurgia estética mais realizada no Brasil, com uma média acima de 200 mil por ano.

Apesar de não ser a indicação inicial, muitas pessoas se submetem à lipoaspiração como forma de emagrecimento, e, assim como ocorre com as dietas restritivas, em resposta a esse procedimento o cérebro e os demais depósitos de gordura do corpo começam a regular o metabolismo.

A atividade do tecido adiposo é fascinante e, conforme o que sabemos hoje, o corpo tende a se regular diminuindo o metabolismo e aumentando a fome (lembra-se da leptina?) para repor seus estoques de gordura. Claro que, no caso da lipoaspiração, as células de gordura retiradas não voltam mais, mas teremos ainda parte do tecido remanescente (nem tudo é retirado) e outros depósitos de gordura em diferentes partes do corpo que tendem a compensar a falta da gordura retirada.

Um premiado estudo conduzido na Escola de Educação Física e Esporte da USP pela profa. dra. Fabiana Benatti, realizado com um grupo de voluntárias, demonstrou que seis meses após a cirurgia de lipoaspiração de gordura subcutânea da barriga (tipo de gordura não relacionada a doenças) houve um crescimento compensatório de tecido adiposo na região visceral — depósito diretamente relacionado ao desenvolvimento de doenças como hipertensão, diabetes e até mesmo alguns tipos de câncer —, e ainda um aumento nas concentrações de colesterol das participantes.

Lembrando dos efeitos dos diferentes depósitos, o que ocorreu foi a retirada de um tecido metabolicamente protetor, o que resultou em crescimento compensatório de um tecido nocivo à saúde.

No entanto, o resultado mais interessante desse estudo foi que quatro meses de treinamento físico foram suficientes para prevenir esse crescimento compensatório e ainda resultaram em ganho de massa magra e outros benefícios, como melhora da sensibilidade à insulina, diminuindo o risco de a pessoa desenvolver diabetes.[5]

Resumindo: antes de se submeter a uma lipo, saiba que a gordura tende a voltar, possivelmente na forma de gordura visceral, e que isso pode prejudicar sua saúde. Por isso, a prática de exercícios é obrigatória.

Mas... já que você vai fazer atividade física de qualquer jeito, por que não testar por alguns meses apenas a prática regular desses exercícios para ver as mudanças positivas que eles geram no seu corpo? Talvez você até desista da cirurgia...

Dietas não funcionam

Após duas semanas de dieta, sinto que perdi catorze dias!
Tim Maia

Essa célebre e divertida frase do Tim Maia, à primeira vista, pode parecer simplista e superficial. Entretanto, ela reflete perfeitamente o sentimento de muitas pessoas que se sujeitam aos mais variados tipos de restrições alimentares: uma sensação de que não vale a pena. E, como veremos neste capítulo, não vale mesmo!

Joana e as dietas da moda

Quando Joana chegou na clínica estava há meses mudando de uma dieta da moda para outra. Começou fazendo a dieta da proteína e, apesar da perda de peso corporal, se sentia exausta, sonolenta e muito irritada. O marido e os filhos não aguentavam mais seu mau humor e ela decidiu abandoná-la.

Passou então a restringir o consumo de gordura e liberou seu amado carboidrato. Porém, para isso precisou diminuir bastante as fontes de proteína animal, ficando apenas com peixe branco, frango grelhado, leite desnatado e queijo cottage light. Ela tinha o pão, mas não aguentava mais a geleia, o cottage light ou o peito de peru. Sentia que não podia mais ver um pedaço de frango grelhado em sua frente, estava enjoada. Nessa mesma dieta, foi retirada sua carne do jantar, então ela presenciava diariamente sua família consumindo uma refeição completa enquanto ela ficava no arroz integral ou macarrão com legumes e salada. Apesar de gostar dos alimentos sugeridos, ela se enjoava deles e em pouco tempo não conseguia mais comer aquilo. Com todas as dietas era sempre a mesma coisa, ela

> perdia peso, mas, como não conseguia mantê-las por muito tempo, o peso acabava voltando. E sempre que surgia uma nova dieta, lá estava ela novamente pronta para testá-la.

Na tabela 3 você encontrará algumas das mais famosas dietas das últimas décadas com suas principais características e a proposta de cada uma delas. Note que todas proíbem o consumo de um determinado alimento ou de toda uma classe de nutrientes (carboidratos ou gorduras), ou seja, todas são dietas restritivas.

TABELA 3 • DIETAS DA MODA[1]

Dieta	Principal restrição	O que é permitido	O que elas têm em comum?
Baixo teor de carboidrato ou dieta da proteína (dieta Dukan ou Atkins)	Fontes alimentares de carboidrato, como pães, massas, cereais, doces e frutas. O grau de restrição depende da fase da dieta.	Fontes proteicas em geral, como carnes, ovos e laticínios.	Todas restringem um ou mais tipos de alimentos, podendo gerar queda no consumo calórico (déficit energético) e facilitar a perda de peso. Além disso, a maioria enfatiza o consumo de alimentos *in natura*.
Baixo teor de gordura (dieta Ornish)	Fontes alimentares de gordura.	Consumo de qualquer alimento com baixo teor de gordura, incluindo carnes e laticínios magros.	
Vegetariana/ Vegana	Padrão de dieta que exclui todos ou quase todos os tipos de alimentos de fonte animal.	Alimentos de origem vegetal direto da natureza.	
Paleolítica	Esse tipo de dieta envolve uma regressão aos padrões alimentares dos nossos ancestrais da Idade da Pedra. No início, pelo menos laticínios e grãos são excluídos totalmente.	Ênfase no consumo de alimentos naturais, como legumes, frutas, nozes, sementes e carnes, evitando alimentos processados.	

Dieta	Principal restrição	O que é permitido	O que elas têm em comum?
Dieta sem lactose	Restrição total, ou parcial, de todas as fontes alimentares que contenham lactose (principalmente preparações com leite e derivados).	Qualquer tipo de alimento que não contenha lactose.	Todas restringem um ou mais tipos de alimentos, podendo gerar queda no consumo calórico (déficit energético) e facilitar a perda de peso. Além disso, a maioria enfatiza o consumo de alimentos *in natura*.
Dieta detox*	Restringe o consumo de todos os alimentos considerados "tóxicos" ao organismo	Alimentos orgânicos e naturais.	
Dieta sem glúten**	Eliminação total, ou parcial, de todas as fontes alimentares da proteína do glúten (cevada, malte, trigo e centeio).	Qualquer tipo de alimento que não contenha glúten.	

* Leia mais sobre o tema na p. 131.
** Leia mais sobre o tema na p. 154.

O que aconteceu com Joana é o que ocorre com a maioria das pessoas ao receber orientações similares. Já comentamos que alimentos "proibidos" podem criar fissuras, ou seja, fazem a pessoa ficar com ainda mais vontade de comer o que foi restringido. E o contrário também acontece. Por mais que a pessoa ame geleia, a partir do momento em que ela vira alimento diário obrigatório (ou quase), se torna algo enjoativo. E o mesmo acontece com outros alimentos. Acredite: se alguém disser que é preciso comer diariamente uma fatia de bolo de cenoura com cobertura de brigadeiro, por mais que alguém ame, chegará o dia em que não vai suportar ver o bolo (embora possa demorar um pouco mais do que com a geleia).

Não importa qual seja o tipo, o que essas restrições ou imposições fazem é diminuir o consumo alimentar e, com isso, ocasionam uma redução na ingestão de calorias, o que pode levar à perda de peso.

Porém, essas dietas se tornam monótonas e as pessoas não conseguem segui-las por muito tempo. Um estudo analisou por um ano a adesão das pessoas a diferentes tipos de dieta: Atkins (dieta da proteína, similar à dieta Dukan); dieta da zona (restringe um pouco o consumo de carboidratos, mas não tanto quanto a Atkins ou a Dukan); Vigilantes do Peso (dieta mais balanceada); e Ornish (dieta com restrição severa de gordura).

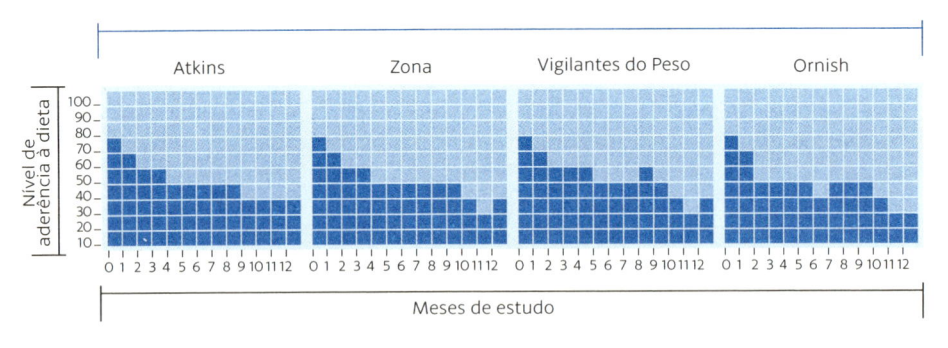

GRÁFICO 1 • MÉDIA DE ADERÊNCIA A QUATRO DIETAS AO LONGO DE DOZE MESES

Todos os gráficos revelam o mesmo comportamento: cerca de quatro meses após o início da dieta, a maior parte das pessoas já não estava aderindo nem a 40% do proposto, ou seja, tinham praticamente desistido. A monotonia e a privação exigidas por esse tipo de dieta fazem as pessoas desistirem após pouco tempo. Agora, imagine ter de mantê-la pela vida inteira...

De fato, estudos mostram que 90% das pessoas que começam uma dieta restritiva vão fracassar. Ou seja, apenas uma a cada dez pessoas que se propõem a seguir um tipo de dieta consegue levá-la adiante e atingir seus objetivos — uma estatística bastante desanimadora, não acha?

Assim como Joana, muitos pacientes relatam que, apesar de já terem feito inúmeras dietas sem sucesso, continuam apostando na última dieta da moda, pois pensam que dessa vez será diferente. Ficam sabendo de alguém que perdeu muitos quilos com a tal dieta e se animam a tentar de novo. Dias — ou talvez semanas — depois desistem, devido à dificuldade em mantê-la. Muitas vezes essas pessoas se punem, acham que são fracassadas, sem força de vontade e se sentem frustradas por não conseguirem o mesmo resultado que outros afirmam ter alcançado. Elas acham que o problema está nelas e não na dieta.

Elas escutam alguém falando: "A dieta 'X Y Z' funciona! Fiz por dois meses e perdi dez quilos! Mas depois disso não consegui mais ficar sem comer o pão que eu tanto amo, o arroz e as frutas, e acabei engordando tudo de novo". Isso quando não engordam até mais do que tinham conseguido perder.

Então cabem as seguintes perguntas: será que essa dieta realmente funciona? Como é possível afirmar que uma dieta dá certo se você só consegue segui-la por um curto período?

Uma dieta na qual você precisa evitar o consumo das coisas que tanto adora e o faz se sentir "podado" o tempo inteiro vai mesmo funcionar?

Esse é o tipo de dieta que traz uma série de consequências negativas, e a mais perceptível delas é a de fazer você ter cada vez mais vontade de comer o que ela não permite, até o momento em que essa restrição se torna insuportável e você acaba cedendo às suas vontades e até exagerando quando finalmente come. O proibido não é sempre mais gostoso?

Para conseguir alguma mudança permanente no seu corpo e na sua saúde não adianta fazer uma dieta mirabolante ou treinar intensamente por um período específico, até atingir os objetivos, e depois simplesmente parar. Se você voltar a ter os mesmos comportamentos de antes, tanto na alimentação quanto na atividade física, todo esse esforço terá sido em vão, pois com certeza aqueles quilos voltarão (muitas vezes, até acompanhados de mais alguns). Com eles voltarão os problemas de saúde, pois, infelizmente, os efeitos do exercício físico e da restrição energética não são cumulativos.

Por isso, se a dieta que você escolher for sacrificante, isso é um sinal de que talvez ela não seja adequada ao seu caso. Se você se sentir tentado a uma nova dieta que surgir, pare e pense se você consegue mantê-la para sempre. Se a sua resposta for "não", é melhor nem começar.

Silvia e o chocolate proibido

Silvia gostava muito de doces e consumia um chocolate pequeno após o almoço de três a quatro vezes por semana, além de uma sobremesa caprichada no fim de semana. Ela se sentia bem consigo mesma, mas a mãe achava que ela havia engordado e a levou a uma consulta com um nutricionista. Uma das orientações recebidas da profissional foi a de cortar completamente o açúcar da alimentação. Nos dias seguintes, determinada a honrar seu compromisso com a nutricionista e com a mãe, Silvia seguiu firme em seu propósito e eliminou tudo o que continha açúcar. Perseverava a duras penas, mas pensava em doces a todo momento e, a cada dia que passava, isso se tornava ainda mais forte. Ela estava obcecada pelo assunto. Passava boa parte dos dias lendo na internet receitas e dicas de sobremesas diet/light até chegar um momento em que, na festa de aniversário de uma amiga, ela se percebeu perdendo completamente o controle diante da bandeja de brigadeiros — coisa que jamais havia acontecido. Isso a desestruturou, ela se sentiu fracassada. No dia seguinte decidiu recomeçar, mas com o passar dos dias a perda de controle voltou e a levou a ataques cada vez piores. Ia ao supermercado, comprava barras de chocolate e potes de doce e comia tudo vorazmente, em poucos minutos. Esses episódios eram seguidos de uma tristeza profunda e de frustração por se sentir incapaz de seguir uma regra que parecia simples.

Meses depois, quando ela chegou ao meu consultório, relatou que queria emagrecer e que gostava muito do assunto "alimentação saudável"; sendo assim, evitava açúcar e gordura. Perguntei sobre os alimentos que ela gostava de comer e pude perceber que eram exatamente os que continham grande quantidade de açúcares e gorduras (chocolate, queijo, pizza, hambúrguer...). Comentei que devia ser muito difícil para ela evitar justamente o que gostava. No início ela sorriu e disse que grande parte da semana restringia, mas depois ficou apreensiva e começou a relatar os episódios de descontrole que a acompanhavam até aquele momento. Contou que se sentia indefesa diante de bolos e doces e que agora os comia não mais quando estava com vontade ou por prazer, mas que "atacava" sempre que se notava estressada, cansada e triste.

É interessante ressaltar que, no caso de Silvia, não havia qualquer problema com o consumo desses alimentos antes de terem sido proibidos a ela. Aliás, não havia problemas nem com a comida, nem com seu corpo. Essa primeira experiência de restrição, contudo, foi o início de uma série de comportamentos inadequados, insatisfações e frustrações consigo mesma.

....

Um dos estudos mais clássicos já feitos sobre os efeitos psicológicos da restrição alimentar severa data da década de 1940: Estudo de Minnesota ou, como gosto de chamar, o primeiro "Big Brother" científico. Nele, 36 homens saudáveis foram confinados numa casa por 24 semanas, com consumo alimentar radicalmente reduzido para que conseguissem perder cerca de 25% do peso corporal. Caso a perda de peso durante esse período se estabilizasse antes do objetivo final, a restrição alimentar se tornaria mais severa, até que a perda reiniciasse. Desse modo, um sujeito que pesasse oitenta quilos ao entrar deveria, ao término da experiência, estar pesando sessenta quilos.

Diversas análises foram realizadas antes do início do experimento e durante todo o processo. Da formidável quantidade de dados coletados, os que mais chamaram a atenção dos pesquisadores foram os relacionados ao comportamento dos sujeitos. Durante o processo de emagrecimento eles se tornavam cada vez mais interessados por comida, falavam sobre ela, colecionavam receitas. O tema tornou-se para eles uma obsessão, a ponto de irem substituindo as fotos de familiares e amigos por fotos de comida.

Terminado o período de seis meses de perda de peso, teve início a fase de realimentação/reganho de peso controlado, prevista no experimento para durar mais doze semanas. Após esse período, quando foram liberados para comer o que quisessem e reassumir suas atividades normais, muitos indivíduos apresentaram episódios de compulsão. A restrição alimentar fez com que eles desenvolvessem uma relação completamente inadequada com o alimento.

É evidente que esse foi um estudo extremo, mas trouxe informações relevantes sobre o funcionamento do nosso corpo e sobre nossa relação com a comida. Por isso é importante, de uma vez por todas, entender que RESTRIÇÃO GERA COMPULSÃO.[2]

Um dos problemas das dietas restritivas é que elas partem do pressuposto de que basta ter força de vontade para conseguir emagrecer. Essa premissa não é verdadeira, pois, se fosse, um número muito maior de pessoas teria resultados positivos pela prática das dietas. No entanto, não é isso que acontece, porque restringir a alimentação drasticamente não é apenas uma questão racional, de mudar a escolha dos alimentos que iremos consumir, mas também emocional.

Comer, além de ser uma necessidade do corpo, envolve sentimentos e configura um ato social. Não é apenas uma questão de disciplina ou autocontrole.

As dietas restritivas colocam regras aparentemente simples para serem seguidas — contar pontos, cortar gordura, eliminar carboidratos após as cinco horas da tarde, cortar o açúcar —, mas ignoram o mais importante: não somos máquinas inertes no mundo! Vivemos em sociedade e isso faz com que soframos diversas influências no dia a dia. Algumas delas já são grande fonte de estresse, e essas dietas acabam sendo mais uma.

Pense: o que você faz se está em uma dieta restritiva e seus amigos marcam um jantar naquele restaurante italiano que você adora? Você vai até lá e não vai comer aquela macarronada que tanto ama ou simplesmente se excluirá do programa e, consequentemente, do convívio social? Tudo por conta de uma dieta? Por isso é tão difícil seguir esse tipo de prática por um longo período. Quando desistem dessas dietas restritivas, as pessoas se sentem fracassadas e decepcionadas, o que as faz acreditar que o problema está nelas quando, na realidade, *o problema está no método!*

DIETAS E GANHO DE PESO CORPORAL

Outro efeito indesejado das dietas restritivas é que elas diminuem o metabolismo corporal, ou seja, nosso gasto de energia diminui (lembra dos genes poupadores?). É como se nosso organismo ficasse mais eficiente, pois passamos a gastar menos energia para fazer as mesmas atividades de antes. Esse é o motivo pelo qual algumas pessoas, depois de perder um pouco de peso, entram em um período de estagnação. E isso ocorre mesmo que elas continuem com a mesma restrição alimentar.

Um estudo demonstrou que essa restrição gera uma queda no metabolismo que pode chegar a 30%.[3] Se tomarmos o exemplo de um adulto cujo metabolismo basal seja de 1100 kcal diárias, nesse caso uma queda de 30% significaria 330 kcal a menos por dia para realizar as mesmas atividades de antes.

Para se ter uma ideia da correspondência disso em alimentos, se o metabolismo desse indivíduo não tivesse apresentado essa queda, ele poderia consumir a mais todo dia uma das seguintes opções:

- 4 colheres (sopa) de arroz integral + 1 concha média de feijão + 1 filé de frango médio (120 gramas); OU

- 1 pão francês + 2 fatias de queijo branco + 2 fatias de presunto; OU

- 1 prato médio de macarrão ao molho sugo + 2 colheres (sopa) de queijo ralado; OU

- 1 copo de suco de maracujá + 2 fatias de pão integral + 1 colher (sopa) de requeijão + 3 fatias de peito de peru + 1 fruta de sobremesa.

Perceba que 30% é realmente muita coisa! O problema é que esse prejuízo não se recupera facilmente e, se isso já pode acontecer logo na primeira dieta, imagine como fica o metabolismo de pessoas que fazem restrições por anos ou décadas. Mesmo com o metabolismo provavelmente muito prejudicado, em geral essas pessoas que já fizeram diversas dietas restritivas são as que querem perder peso com mais rapidez. Diante dos dados apresentados, porém, você acha que isso é possível e sustentável?

Apesar de muitos já terem "experimentado" na prática a ineficácia das dietas restritivas, vamos a mais evidências científicas.[4] Um interessante estudo chamado EAT (Eating Among Teenagers ou "Alimentação entre adolescentes") acompanhou por cinco anos os hábitos alimentares de um grupo de adolescentes e verificou que aqueles que costumavam fazer dietas no início do estudo tinham maior chance de apresentar sobrepeso cinco anos depois. Além disso, aqueles que tinham comportamentos alimentares inadequados, como pular refeições ou tomar medicamentos para emagrecer, tinham três vezes mais chances de desenvolver sobrepeso, quando comparados aos adolescentes que não faziam dieta.

Diante dessas evidências, é possível pensar que os adolescentes com comportamento inadequado, que faziam dietas restritivas ou tomavam medicamentos, o faziam por já estarem acima do peso. Entretanto, o interessante desse estudo é que no início todos os grupos tinham o mesmo IMC.[5]

Uma época da vida das pessoas em que é comum ocorrer ganho de peso é o início da faculdade. Pensando nisso, estudiosos[6] analisaram 69 mulheres que haviam acabado de iniciar a vida universitária e verificaram que as que tinham histórico de grandes oscilações de peso corporal ou o hábito de fazer dietas foram as que mais ganharam peso. Outra constatação interessante foi que aquelas que no começo do ano letivo estavam fazendo qualquer tipo de dieta ganharam, em média, cinco quilos; já as que tinham o hábito de fazer dieta, mas não estavam fazendo naquele momento, aumentaram 2,5 quilos. E as que nunca haviam feito qualquer tipo de dieta ganharam 1,6 quilo.

Em outro estudo,[7] pesquisadores demonstraram que quem faz dietas tem risco aumentado em 75% de ganhar peso corporal. O interessante desse estudo é que essas pessoas a princípio estavam com peso normal e, ao apostar em dietas em busca de um corpo melhor ou de mais saúde, acabaram engordando. Irônico, não?

Uma das possíveis explicações é que, além da queda do metabolismo, as dietas restritivas geram não apenas um estresse mental, mas também uma desregulação na liberação e concentração de hormônios que controlam a fome e a saciedade. Consequentemente, a pessoa acabará "saindo" da dieta ou tendo episódios de exagero no consumo alimentar e até mesmo de compulsão.[8] Novamente: RESTRIÇÃO GERA COMPULSÃO.

No entanto, o mais intrigante é que em vez de a pessoa perceber que esse método não funciona e desistir, ela está sempre a postos para testar a nova dieta da moda. E é exatamente esse entra e sai de diferentes dietas que desregula ainda mais o apetite. Resultado: consumo alimentar desordenado + aumento da eficiência metabólica (queda do metabolismo) = ganho de peso corporal.[9]

Após todas essas evidências, fica claro por que as pessoas não conseguem se manter em dieta. A grande questão, entretanto, é: por que elas continuam insistindo?

Provavelmente elas são motivadas por um ou dois casos de pessoas que conseguiram sucesso seguindo uma ou outra dieta. Mas, ao mesmo tempo, elas não sabem se o resultado desses sujeitos foi duradouro, até porque, muitas vezes, nem os conhecem: acreditam no que leram sobre as maravilhas da tal dieta em um site ou uma revista.

Quando se fala em dieta é muito comum as pessoas pensarem em escolhas como as da figura abaixo. Esta é uma imagem comum, mas uma das que mais odiamos.

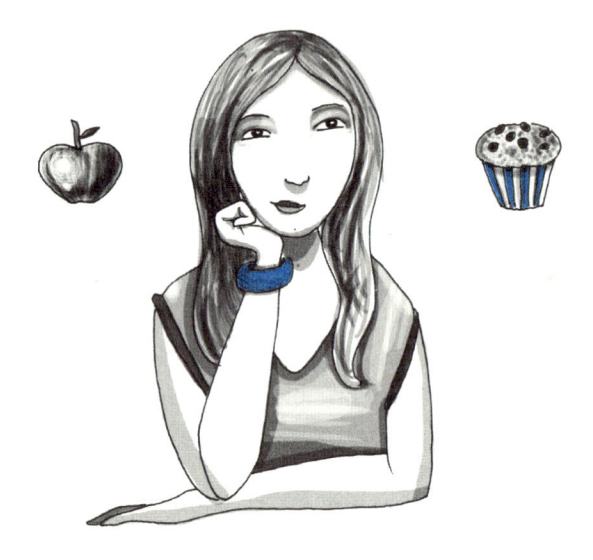

Esse tipo de escolha nos faz pensar que a opção pelo alimento a ser consumido seja simplesmente uma questão de inteligência, e que, se formos espertos o suficiente, escolheremos a maçã em vez do bolo. No entanto, alimentação não é uma simples questão de inteligência, e sim uma complexa relação entre o racional e o emocional.

A comida é uma importante fonte de prazer, portanto, ao entrar em uma dieta restritiva a pessoa precisa e tenta ao máximo controlar racionalmente seu consumo alimentar. Mas isso ocorre até um momento em que, por inúmeros motivos (festas, jantares, estresse, ansiedade, tédio...), o indivíduo acaba comendo um alimento considerado "proibido". Isso gera um descontrole momentâneo que faz a pessoa comer mais e mais.[10] Mergulhada em um sentimento de culpa e fracasso por não ter conseguido resistir àquele alimento e atingir seus objetivos, mas ainda desejosa de emagrecer, ela recomeça a mesma ou outra dieta, prometendo que desta vez conseguirá se controlar melhor.

Começa a se formar o ciclo da dieta, como demonstrado na figura a seguir. Veja se você se identifica:

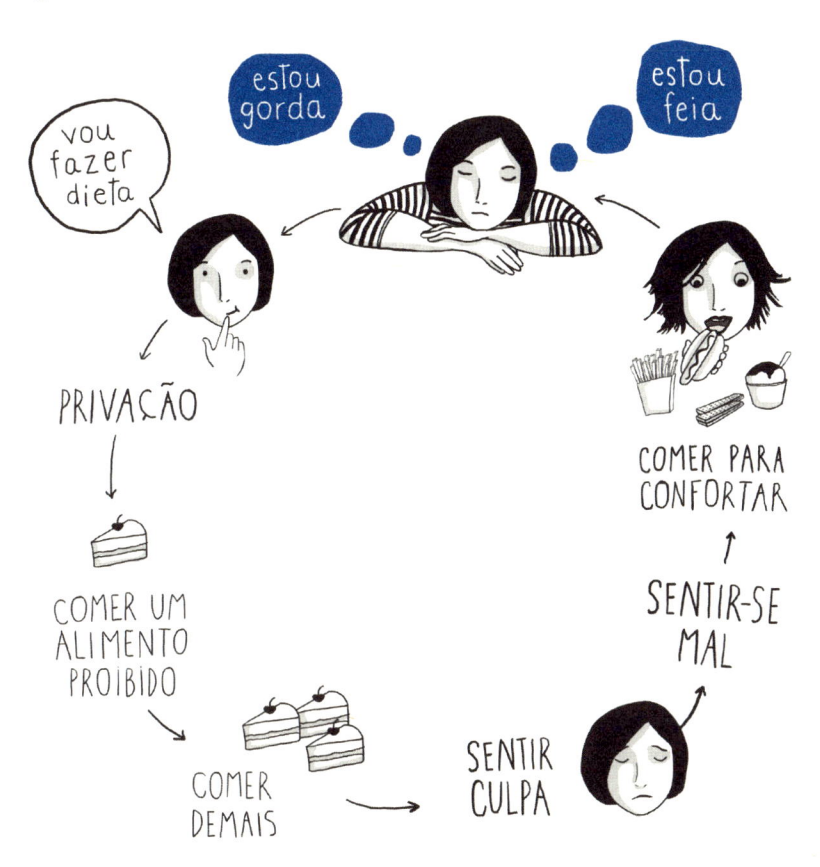

Agora pense bem e responda: quantas pessoas você conhece que fazem ou já fizeram dietas? Dessas, quantas conseguiram (de verdade) atingir seus objetivos através delas? Certamente poucas.

Vamos rever as razões pelas quais as dietas de restrição não funcionam:

1. Proíbem o consumo de algum alimento de que normalmente se gosta.
2. Fazem com que as pessoas exagerem toda vez que forem comer algo "proibido".
3. Aumentam as chances de a pessoa desenvolver compulsão pelo alimento proibido.
4. Geram sentimento de culpa, frustração e fracasso.
5. Prejudicam o metabolismo.
6. Alteram liberação de hormônios.
7. Fazem com que as pessoas fiquem obcecadas pelo assunto.
8. Podem causar ganho de peso.

Na segunda parte deste livro discutiremos como retomar o prazer na alimentação e estar sempre consciente e atento às suas necessidades e aos seus instintos. Pois, como diz o excelente pesquisador Brian Wansink, "a melhor dieta é aquela que você não sabe que está fazendo!".

MITOS E PERGUNTAS

Se quero perder peso, preciso cortar carboidratos da dieta.
Mito ou verdade?

De fato, uma das maneiras mais rápidas de perder peso é cortando o carboidrato. A glicose é a forma mais simples e mais utilizada de carboidrato pelo organismo e, assim como ocorre com a gordura, nosso organismo também possui a capacidade de estocar glicose, principalmente no músculo e no fígado, na forma de uma molécula complexa chamada glicogênio (formado por diversas unidades de glicose).

O glicogênio, no entanto, não é uma forma de estoque tão eficiente quanto a gordura. Enquanto ela é estocada de forma praticamente ilimitada pelo organismo, os estoques de glicogênio são bem limitados. Um dos aspectos limitantes é a própria barreira física, pois para cada grama de glicogênio estocado o corpo acumula junto 2,7 gramas de água.

Agora, vamos fazer um cálculo: um adulto sadio que pese aproximadamente 70 quilos possui, em média, 600 gramas de glicogênio. Isso significa que ele tem no corpo cerca de 1,6 quilo de água associado a essa molécula.

Quando a pessoa corta radicalmente as fontes de carboidrato da alimentação (dieta Atkins ou Dukan, as famosas dietas da proteína), o corpo passa a utilizar suas reservas de glicogênio e, com isso, perde-se não apenas o peso do glicogênio utilizado para a produção de energia, mas também da água que estava associada a ele. Desse modo, em poucos dias a pessoa consegue perder dois quilos na balança e fica feliz da vida. Mas agora reflita: sendo o glicogênio e a água componentes da nossa massa magra, você acha que isso significa que essa pessoa emagreceu dois quilos? A verdade é quase o contrário: como ela perdeu massa magra, poderíamos até dizer que ela agora está mais gorda.

Além disso, depois dessa retirada brusca de carboidratos, quando a pessoa volta a consumi-los percebe seu peso aumentando rapidamente. Muitos acham que isso é o sinal conclusivo de que o carboidrato é um vilão, mas esse ganho inicial nada mais é do que a reposição do glicogênio muscular.

Logo, cortar carboidratos gera uma perda rápida de peso, mas não necessariamente um emagrecimento. Cronicamente, com o déficit calórico causado pelo corte de carboidratos, a pessoa também passa a perder gordura e a emagrecer, mas a queda inicial rápida de peso corporal está longe de significar emagrecimento (lembra da diferença entre perder peso e emagrecer?).

Um grande risco dessa dieta é que, quando a pessoa restringe alguma coisa drasticamente por um período e volta a consumi-la, aumentam as chances de um episódio de grande exagero ou compulsão. Então, antes de apostar em uma dessas dietas, pense sobre seus objetivos e, acima de tudo, se conseguirá manter essa nova prática para sempre.

Parte II
Preciso e quero emagrecer. Agora, o que eu faço?

Os sete passos

Já vimos que nosso corpo entende a gordura como um mecanismo de defesa e não quer abrir mão dela. Quando a pessoa começa a emagrecer, o próprio tecido adiposo é capaz de regular o processo de emagrecimento — não apenas para que ele estacione, como para que seja revertido, isto é, para que a pessoa engorde novamente.

Vimos também que a estratégia mais utilizada por quem quer emagrecer são as dietas restritivas, que, além de causarem uma série de efeitos negativos à saúde, dificilmente são mantidas por muito tempo e quase sempre levam ao indesejado efeito sanfona. Apesar de esse parecer um beco sem saída, a solução existe e é mais simples do que se imagina: precisamos escutar nosso corpo e seguir nossos instintos, respeitando suas necessidades mais básicas.

Para isso, nesta segunda parte do livro apresentaremos os sete passos que lhe permitirão viver em harmonia com seu corpo e com o alimento. Eles são baseados em evidências científicas aliadas à nossa prática clínica e a alguns excelentes métodos de referência da área de nutrição e comportamento alimentar, como o "mindful eating" (alimentação consciente ou atenção plena) e o "intuitive eating" (alimentação intuitiva).

Passos:
1. Faça as pazes com o seu corpo.
2. Exercite-se.
3. Siga seus instintos: juntando a fome com a vontade de comer.
4. Alimentação deve ser uma fonte de prazer, não de culpa!
5. Coma simples!
6. Não desconte suas emoções na comida. (O.k., só de vez em quando!)
7. Assuma o controle e aprecie suas conquistas!

Primeiro passo
Faça as pazes com o seu corpo

> *Não adianta querermos usar um tênis 36 se o tamanho do nosso pé é 39. Isso será extremamente doloroso.*
> **Evelyn Tribole**

Por mais que a frase acima pareça óbvia, isso é o que muitas pessoas fazem diariamente com o próprio corpo. Elas desejam ter medidas incompatíveis com sua estrutura corporal e as consequências dessa tentativa podem ser desastrosas, física e emocionalmente.

Fisicamente porque, para conseguir uma determinada silhueta, as pessoas se submetem aos mais variados procedimentos — alguns inofensivos, como uma massagem, mas outros que podem trazer sérias consequências à saúde, como dietas radicais, cirurgias e o uso de medicamentos controlados e de substâncias proibidas.

Emocionalmente porque, quando a pessoa traça um objetivo impossível ou insustentável, ela dificilmente o alcança e se sente frustrada e incapaz. Isso tende a causar ainda mais insatisfação com o próprio corpo.

Por isso é necessário, acima de tudo, entender e respeitar nossa forma corporal, nosso biótipo, conscientes do que é possível mudar e onde podemos chegar de modo plenamente saudável. Uma coisa importante nesse processo de autoconhecimento é fazermos uma análise do corpo de nossos familiares para termos uma ideia da nossa carga genética, da tendência corporal.

Logo, se seus pais têm pernas grossas e você também, mas você prefere um corpo fino, precisará fazer muitos sacrifícios para consegui-lo — cabe apenas a você decidir se vale a pena ou não. Mas saiba que não adianta achar que terá de abrir mão de algumas coisas somente até atingir seu objetivo. À medida que a pessoa vai voltando aos antigos hábitos, o corpo retorna à forma original. Por isso, antes de mudar completamente seus hábitos para alcançar um determinado objetivo, pense se você está de fato disposto a manter para sempre essa sua nova rotina. Não é um compromisso de um ou de três meses, e sim um comprometimento para a vida.

Desse modo, ter objetivos reais e sustentáveis é extremante importante durante todo o processo e, para isso, precisamos conhecer bem nosso corpo. Na primeira parte do livro esclarecemos como ele funciona, e isso já deve ter ajudado você a entender um pouco do que ocorre quando se tenta emagrecer. Além disso, é importante fazer uma análise crítica e realista de seu corpo.

Para isso, é fundamental entendermos nosso tipo corporal, ou somatotipo, que é dividido em três tipos: mesomorfia, endomorfia e ectomorfia. Podemos identificar os três na figura desta página.[1]

- Mesomorfo: caracterizado pela musculatura aparente e estrutura óssea mais maciça, com pouco acúmulo de gordura corporal; pessoas deste grupo são fortes.
- Endomorfo: tem como principal característica maior acúmulo de gordura, que cria arredondamento das curvas corporais; neste grupo encontram-se pessoas com facilidade para ganhar peso.
- Ectomorfo: caracterizado por maior linearidade corporal e discreto volume muscular e de gordura. É aqui que se encontram as pessoas magras.

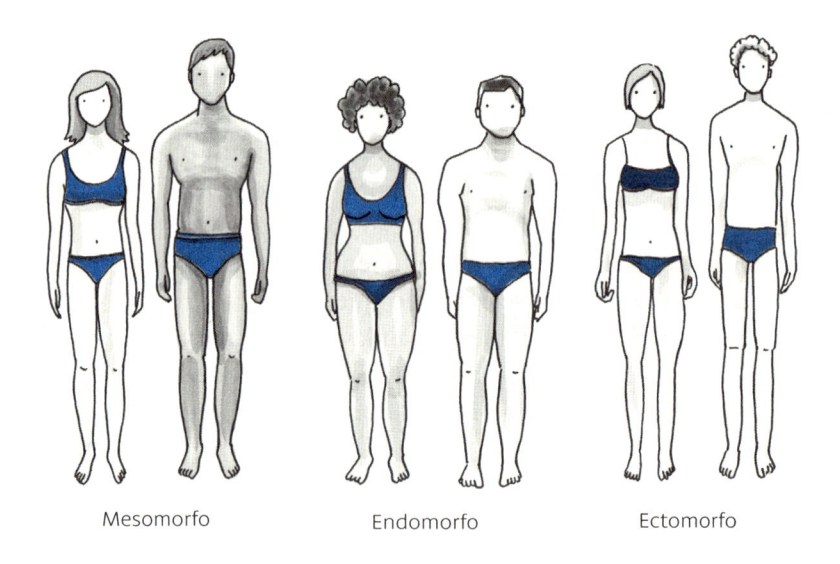

Mesomorfo   Endomorfo   Ectomorfo

Apesar de algumas pessoas se identificarem imediatamente com um somatotipo, muitas possuem um misto de dois deles.

A importância de compreender seu somatotipo é saber onde as mudanças no seu corpo podem ser conseguidas de modo natural, pois não adianta um indivíduo com corpo estritamente ectomorfo querer ter coxas supergrossas. Isso não ocorrerá de modo natural ou saudável, somente se ele(a) utilizar esteroides anabolizantes, que, como é sabido, geram uma série de problemas à saúde, inclusive risco aumentado de câncer.

O contrário também é verdadeiro: uma pessoa com um corpo endomorfo que queira ter coxas finas provavelmente terá de se sacrificar muito para conseguir seu objetivo – e os resultados serão quase sempre temporários.

Você já analisou seu corpo? Qual é o seu biótipo?

....

Fabia e sua busca por um corpo insustentável

Quando conheci Fabia, ela estava prestes a completar quarenta anos de idade e fazia dieta "desde de que se entendia por gente". A dieta que fazia naquele momento era a última moda: retirar todos os carboidratos. Estava com uma "dieta de fome" e mesmo assim não emagrecia. Ela amava doces, mas nunca se permitia comê-los, para não engordar. Já estava havia dois meses nessa dieta e, apesar de todos os sacrifícios, se sentia completamente infeliz. Ela era obcecada pela ideia de ficar magra. Sua estatura era mediana e seu corpo, endomorfo, mas tinha passado a vida inteira tentando transformá-lo em ectomorfo. Traduzindo: estava fadada a uma vida inteira de insatisfação, na busca de um corpo que nunca conseguiria. Durante nossos encontros eu tentava lhe explicar que o corpo que ela tanto almejava era muito difícil de ser atingido, pois não era compatível com sua estrutura corporal. Ela dizia entender, mas não abria mão de seu objetivo, argumentando ser uma vontade muito forte e antiga.

Fabia sempre foi um caso difícil, em se tratando de sua imagem corporal. Mãe de dois adolescentes, ela não conseguia perceber quão bonito e proporcional era seu corpo. Ela se pesava diariamente, até mesmo duas vezes ao dia, e, quando seu peso oscilava muito, ficava chateada. Contou que essa relação com o peso corporal era tão forte que mesmo durante as gestações se negou a saber qual era seu peso por medo de "surtar". A única coisa que queria era pesar pouco. A importância do peso para ela era tão forte que foi necessária muita conversa para fazê-la entender como o peso corporal é um parâmetro inespecífico e pouco relevante para a saúde.

Um dia pedi que pensasse sobre as pessoas de sua família, como era o corpo delas agora e quando mais jovens, e que os comparasse com o que ela desejava. Nesse momento ela, muito engraçada, falou: "na minha família só tem touro, é todo mundo forte". Simplesmente olhei para ela e sorri; ela também sorriu e percebeu que a resposta estava dada.

Com o acompanhamento, Fabia foi ficando menos ansiosa e foi sentindo as mudanças em seu corpo. Suas roupas estavam com caimento melhor e, o mais importante, ela se sentia bem. Estava emagrecendo do melhor modo: eliminando gordura e ganhando massa muscular. E o peso da balança? Aumentou! Vinda de uma "família de touros", ela tem facilidade para ganhar massa muscular. Mas entendeu que, apesar de o peso ter aumentado, seu corpo está muito diferente, menos flácido e mais atlético. Suas pernas estão torneadas, fortes, assim como seu belo corpo. Além disso, não segue mais uma "dieta de fome" e sim uma alimentação equilibrada, na qual come pizza com a família no fim de semana e quando quer também se permite comer o doce de que sempre gostou tanto. Ela agora gosta de seu corpo, que está muito diferente de quando começamos o acompanhamento e ela se diverte pedindo que no próximo encontro eu burle a balança em três quilos, que ela vai acreditar e ficar muito feliz (algumas coisas nunca mudam...).

....

Assim como Fabia, será que você também não precisa rever seus objetivos corporais?

Sabendo seu somatotipo e analisando o corpo dos membros de sua família, você acredita que seus objetivos podem ser atingidos e mantidos de modo saudável?

Não adianta querer um corpo que não cabe em sua estrutura corporal. O que precisamos fazer é trabalhar da melhor maneira possível com o que temos, aprimorando nossa silhueta para o agora e para o futuro!

PESO CORPORAL VERSUS VOLUME CORPORAL

O que aconteceu com Fabia ocorre com frequência com outros pacientes: por mais que seja nítida a mudança da composição corporal, o peso corporal às vezes não muda ou até aumenta, pois uma coisa é o *peso* e outra é o *volume corporal*.

Observe as balanças na figura a seguir. Apesar de elas mostrarem o mesmo peso, o volume ocupado pela gordura chega a ser duas vezes maior que o ocupado pelo músculo. E é exatamente isso que acontece no nosso corpo.

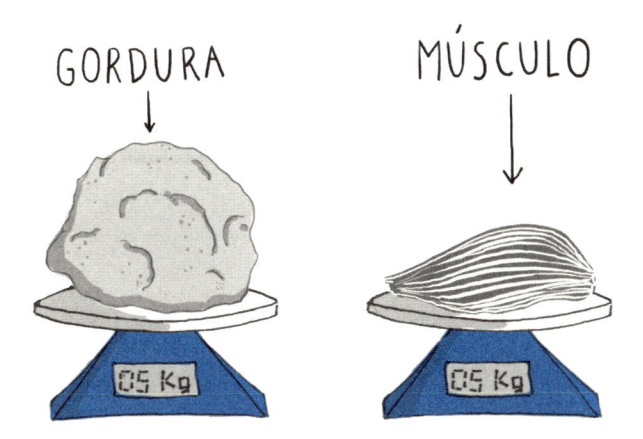

Por isso, se você inicia uma alimentação mais equilibrada e começa a treinar com regularidade, seu peso na balança pode não mudar ou até aumentar, mas sua composição corporal pode estar mudando muito!

Um dos motivos que podem fazer o peso corporal aumentar é o conteúdo de glicogênio muscular. Uma das principais adaptações do treinamento regular, além do ganho de massa muscular, é o aumento do conteúdo de glicogênio — e isso pesa na balança.

Outro fator importante acerca do peso corporal é que ele possui sua flutuação natural durante a semana, que, nas mulheres, pode ser ainda mais intensificada dependendo da fase do ciclo menstrual. Sendo assim, pessoas que se pesam diariamente tendem a criar um novo fator de estresse sobre um evento natural do corpo. Estudo recente demonstrou que nosso maior peso corporal é sempre nos primeiros dias da semana (domingo ou segunda-feira) e vai diminuindo, alcançando seu menor valor na quinta-feira ou sexta-feira pela manhã.[2] E isso ocorre até mesmo com pessoas que estão em processo de emagrecimento.

GRÁFICO 2 • VARIAÇÃO DE PESO AO LONGO DA SEMANA

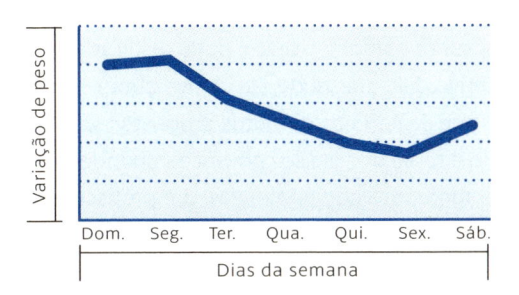

Por isso, não desanime — ou melhor, não se pese e curta seu fim de semana, pois melhor que a balança é sua consciência corporal, alimentar e de atividade física. Assim, mesmo com alguns deliciosos — e necessários — excessos, você sabe que está no caminho certo e não precisa de uma balança para isso!

CUIDE DA SUA SAÚDE

Ter saúde não significa ser magro, mas é impressionante como quase todos os pacientes que recebemos em consulta querem escutar de um modo ou de outro que eles precisam emagrecer. Quando dizemos que eles estão bem, pois se sentem bem e os exames de saúde são favoráveis, eles ficam surpresos e, por vezes, até um pouco decepcionados. Uma notícia que deveria deixá-los felizes os torna confusos, pois para eles o tecido adiposo é um mal que deve ser combatido a todo custo.

....

Lorena: saúde ou estética?

Lorena tem 46 anos, é mãe de dois filhos e diretora de uma multinacional. Acorda todos os dias às seis horas da manhã para treinar antes de ir ao trabalho e se alimenta adequadamente, preferindo sempre alimentos naturais, mas também tem seus momentos de lazer e chocolatinhos ocasionais. Ela nos procurou pois queria envelhecer bem e gostaria de saber se estava no caminho certo. Nossa resposta foi mais que positiva, pois sua saúde estava ótima e seu corpo também. O único objetivo que colocamos foi melhorar um pouco seu treino para estimular o ganho de massa muscular. Ao escutar essa resposta ela discordou, mostrou um pouco de gordura localizada na região da barriga (que era magra) e disse que precisava perder aquela gordura. Conversamos então sobre o papel evolutivo da gordura, como ela é importante para o nosso corpo e que a falta, assim como o excesso, pode resultar em sérios problemas. Que se o objetivo dela era saúde, ela estava ótima. Lorena ficou confusa, mas afirmou que seguiria os preceitos propostos. Um mês depois voltou ao consultório e disse que ela se convenceu quando, conversando com o marido, ele comemorou que finalmente um profissional não a mandava emagrecer mais, pois ela estava perdendo a beleza.

....

Assim como Lorena, muitos pacientes chegam com uma ideia tão enraizada de que o tecido adiposo é ruim para a saúde que é difícil, mas necessário, convencê-los do contrário.

Por isso, se o único motivo pelo qual você quer emagrecer é a saúde, vamos ver agora se ela está em dia. Marque o que corresponde a você:

- ☐ Sente-se disposto(a) para as atividades cotidianas.
- ☐ Faz exames de sangue/imagens (*checkup*) anualmente e os resultados estão dentro do esperado.
- ☐ Não sente qualquer tipo de desconforto/dor frequente.
- ☐ Seu peso corporal está estável.
- ☐ Faz atividades físicas com regularidade.

É importante reforçar que o aumento nos casos de sobrepeso e obesidade no Brasil e no mundo demonstram claramente que as pessoas estão em processo de ganho de peso. Sendo assim, *em muitos casos o sucesso está em parar de engordar, e não em emagrecer*. A manutenção do peso corporal muitas vezes já é um ganho. A saúde é nosso bem mais precioso e não devemos abrir mão dela. Então, reavalie suas metas e reflita se não é a hora de começar a olhar seu corpo de um modo diferente.

MUDE SEU OLHAR: VEJA O QUE TEM DE BELO

Normalmente, as pessoas já têm na ponta da língua o que desejam mudar no próprio corpo. Uma coisa que procuramos saber é qual parte do corpo a pessoa mais gosta em si mesma. Porém, chega a ser perturbador como elas precisam parar para pensar sobre isso — e, às vezes, não sabem responder.

As pessoas descrevem rapidamente como se sentem incomodadas com a barriga, ou como gostariam que seus braços fossem mais finos. Estão tão habituadas a olhar o que não gostam no próprio corpo que não conseguem peceber como possuem as pernas bem torneadas ou um colo bonito. Sabem detalhar apenas o que não as agrada.

Mesmo as modelos, que têm o corpo admirado por muitos, também se sentem insatisfeitas com alguma coisa. Um estudo inglês demonstrou que elas também estão infelizes com a própria silhueta e querem emagrecer ainda mais. Detalhe: o IMC delas variou entre 15 e 20 kg/m^2 considerado baixo peso ou início do peso normal (que varia de 18,50 a 24,99 kg/m^2).[3]

Agora, pare e pense como é comum encontrar pessoas que se espelham no corpo de modelos ou de celebridades que veem em sites, revistas e mídias sociais — a verdade, entretanto, é que muitas vezes nem os famosos são daquele jeito. Existem diversas reportagens mostrando como as imagens são manipuladas com programas de computador que afinam os braços, alongam o pescoço, mudam o tom da pele, ou seja, transformam aquela modelo em uma outra pessoa, um ideal de perfeição que, vale ressaltar, nem mesmo ela consegue atingir.

A insatisfação corporal é crescente no Brasil, segundo pesquisa que revela que 79% das mulheres adultas gostariam de ser magras, enquanto os homens também se mostraram igualmente insatisfeitos, almejando um corpo mais magro e/ou mais forte. Esse resultado se reflete também nas nossas pré-adolescentes,[4] e o mais perturbador é que um estudo verificou que cerca de 20% das jovens já apresentam sintomas de transtornos alimentares, como anorexia nervosa.[5]

Pensando nesses modelos de beleza, um interessante experimento apontou que assistir a programas de televisão relacionados com padrão corporal magro afeta a satisfação corporal de crianças com idades entre nove e doze anos. O estudo foi realizado ao submeter sessenta meninas a três diferentes tipos de comercial de TV, que eram focados explicitamente no padrão magro, ou indiretamente focados no padrão magro, ou um comercial neutro (em relação ao corpo). Depois de responderem a questionários, foi verificado que as garotas mais velhas apresentaram maior insatisfação corporal e desejo de emagrecer após assistir aos comerciais relacionados ao padrão de beleza magro.[6]

É importante destacarmos que esses e muitos outros estudos analisam a influência da TV ou da internet[7] de modo agudo, ou seja, logo após os participantes do estudo terem assistido a um comercial ou lerem uma matéria de revista. Se isso já demonstra um efeito negativo na satisfação corporal, é possível imaginar como uma vida inteira tendo como modelo o padrão magro pode influenciar pessoas insatisfeitas com o corpo e/ou com baixa autoestima. Além disso, mulheres com baixo índice de satisfação corporal são mais suscetíveis à influência do padrão magro e se sentem ainda mais infelizes com seu corpo.[8]

Estamos imersos em uma cultura da magreza que só faz deixar as pessoas extremamente insatisfeitas, e isso está acontecendo cada vez mais cedo. O que nos faz pensar: onde isso vai parar? Na busca por esses ideais de beleza, as pessoas adotam medidas inadequadas (restrição alimentar severa, uso de medicamentos, excesso de exercícios...) e aumentam drasticamente o risco de desenvolver transtornos alimentares.

Uma famosa frase na área de comportamento alimentar diz o seguinte: "Nem toda dieta acaba em transtorno alimentar, mas todo transtorno alimentar começou com uma dieta". Pense nisso.

Precisamos urgentemente mudar o modo como encaramos nossos modelos de beleza. É fundamental ensinar às nossas crianças que cada pessoa tem um corpo e que a beleza está presente de diversas formas e não apenas em um único modelo. Isso deve ser feito em todos os âmbitos da vida da criança, tanto dentro de casa, na base familiar, mas também nas escolas e clubes, pelos familiares e professores, pois uma imagem corporal positiva diminui e muito as chances de elas se influenciarem por padrões externos de beleza.

Mas existe uma luz no fim do túnel. Uma pesquisa recente verificou que quanto mais velha, mais satisfeita a mulher está com seu corpo.[9] Talvez por entender, com o passar do tempo, que existem coisas difíceis de serem mudadas, elas ficam mais realistas com seus objetivos, dando valor a aspectos mais importantes do que simplesmente a forma corporal. Talvez essa seja parte da sabedoria que vem com a idade, mas por que não começamos a desenvolvê-la cedo para evitar anos de frustração?

Queremos que você reflita um pouco sobre seu próprio corpo e seus objetivos e, mais do que isso, veja o que há nele que lhe agrada. Valorize seus pontos fortes. Uma pessoa que se valoriza tem elevada autoestima e confiança, e esses são fatores fundamentais para a felicidade — não o peso na balança ou o tamanho da roupa que se veste.

Em resumo:

- respeite sua forma corporal;
- esqueça a balança;
- cuide da sua saúde;
- valorize o que tem de belo...
- ... e lembre-se de que a perfeição não existe!

MITOS E PERGUNTAS

Dormir pouco engorda? Mito ou verdade?

Sim! Respeitar nosso corpo não significa apenas respeitar nossa forma física, mas também dar ao corpo o descanso de que ele precisa.[10]

De um modo geral, diz-se que o corpo precisa de oito horas de sono para se restabelecer, mas esse tempo varia de pessoa para pessoa. Enquanto uns necessitam de pouco tempo de sono — cinco a seis horas por noite —, outros podem precisar de mais para conseguir restabelecer adequadamente o organismo. Caso esse tempo não seja respeitado, o corpo começa a sofrer as consequências dessa privação. Em curto prazo a pessoa se sente cansada, diminui sua capacidade de concentração e produção física e mental. Em longo prazo a privação do sono pode ocasionar desde perda cognitiva, diminuição da libido, até doenças como depressão, hipertensão arterial, diabetes[11] e obesidade.[12] Evidências recentes mostram ainda uma relação entre a privação do sono e o desenvolvimento de Alzheimer.[13]

Com relação ao ganho de peso, muitos estudos já demonstraram essa relação positiva entre a privação do sono e a obesidade tanto em adultos quanto em crianças. Os principais motivos seriam:

Endócrino: a privação de sono leva a uma diminuição nas concentrações de leptina, hormônio da saciedade, e aumenta as concentrações do hormônio grelina, conhecido como hormônio da fome. Traduzindo: a pessoa sente mais fome e menos saciedade.

Físico: há uma queda no gasto energético principalmente derivada de uma diminuição na produtividade. Pessoas cansadas realizam menos tarefas e fazem menos atividade física que pessoas descansadas. Além disso, essa privação parece também diminuir diretamente o metabolismo basal (que controla a energia necessária às nossas funções vitais);

Ambiental: como essas pessoas passam mais tempo acordadas, acabam tendo mais tempo para comer e beber. Fazer um lanche ou beliscar é uma prática comum para quem fica acordado na madrugada.

Desse modo, uma pessoa que dorme menos tempo do que seu corpo necessita se sente mais cansada e menos produtiva; tem mais fome e, como fica mais tempo acordada, acaba tendo mais acesso aos alimentos; sua saciedade diminui

— o que a levará a consumir mais alimentos do que o necessário; além disso, ela faz menos atividade física e seu metabolismo pode se desacelerar. Sem falar no estresse adicional que a pessoa vai sofrer por estar tão cansada...

Em sua opinião, o que acontecerá com o corpo dessa pessoa em pouco tempo?

Para se ter uma ideia de como uma boa noite de sono é importante para o emagrecimento, um estudo comparou pessoas submetidas a uma mesma restrição calórica, mas que foram divididas em dois grupos: um que dormia oito horas e trinta minutos por noite e outro que dormia cinco horas e trinta minutos. Após catorze dias, os pesquisadores verificaram que quem dormiu oito horas e trinta minutos emagreceu em média 1,4 quilo de gordura, enquanto o grupo que dormiu menos emagreceu apenas seiscentos gramas: menos da metade do outro grupo.[14] Se esse prejuízo no emagrecimento ocorreu em um período de catorze dias, imagine por um tempo maior.

Por tudo isso, devemos ter clara a importância do sono e permitir a nosso corpo o descanso adequado.

E você? Já pensou que talvez não tenha o resultado esperado no emagrecimento por não estar dormindo o suficiente?

Precisamos deixar o sono em dia, e, para isso, seguem algumas dicas:

- Estabelecer horários regulares para dormir e acordar.
- Fazer do quarto um ambiente tranquilo, de descanso, sem computador, televisão ou aparelhos eletrônicos.
- Nosso corpo precisa ir relaxando aos poucos, por isso, crie um ambiente relaxante: próximo à hora de dormir, diminua as luzes da casa, desligue os aparelhos eletrônicos e nunca utilize celular/tablet/computador na cama — eles despertam o cérebro, nos deixando ativos e retardando o sono.
- Ir para o quarto somente na hora de dormir.
- Evitar jantar muito próximo ao horário de dormir. Se tiver de comer, que seja algo leve, de preferência *in natura*.
- Evitar o consumo de alimentos com cafeína (café, chás, refrigerantes) até cinco horas antes de dormir.
- Exercite-se! Pessoas ativas possuem melhor qualidade de sono. Apenas tenha o cuidado de não se exercitar muito próximo ao horário de dormir, pois isso pode acabar prejudicando o repouso.

E tenha bons sonhos!

Segundo passo
Exercite-se!

A melhor dieta que existe se chama MOVIMENTO.

DESDE OS PRIMÓRDIOS...

Em sua Teoria da Evolução, Darwin já dizia que as espécies com maior poder de adaptação seriam as que sobreviveriam com o passar dos anos. E o ser humano se adaptou. Seu corpo estava pronto para se movimentar em busca de comida para garantir sua sobrevivência e, dessa forma, funcionar melhor. Da mesma maneira, se tornou eficiente em estocar gordura para garantir energia até a próxima refeição, que nunca podia ser prevista. E milhares de anos se passaram. O ambiente em que o ser humano vive foi totalmente modificado, mas o código genético permanece o mesmo.

As pessoas que não se adaptavam bem ao movimento não sobreviviam, por isso nós, a evolução da espécie, temos geneticamente a necessidade do movimento. Claro que não mais para buscar alimentos ou fugir de animais predadores, mas para que nosso corpo funcione bem. São diversas funções vitais, desde o controle da pressão arterial e da glicemia (diabetes) até o ganho de massa óssea (osteoporose), o desenvolvimento do músculo cardíaco, e várias outras. Enfim, é fundamental o movimento, o exercício físico regular, para manter a homeostase, ou seja, o equilíbrio do corpo e o controle das taxas.

Mesmo assim, se uma pessoa não faz o mínimo de movimento de que o corpo precisa, ele não para de funcionar. Ele se adapta às mais diversas realidades, mesmo sendo elas desfavoráveis. Porém, seu funcionamento fica comprometido, e o corpo se esforça mais para exercer as suas funções vitais. Imagine uma pessoa fraquinha, com pouca massa muscular, que não tem nenhum preparo físico e precisa colocar uma mala pesada dentro de um carro. Ela vai fazer um grande esforço, podendo até se machucar. Ou uma outra, muito gorda, que precisa correr para pegar o ônibus, mesmo que seja uma pequena distância. Ela vai bufar, ficar exausta e também correr o risco de sofrer algum tipo de lesão. Já alguém com certo preparo físico, nem muito abaixo nem muito acima do peso, que costume se movimentar, pegar coisas, andar, abaixar, levantar... Essa pessoa não terá problema algum em executar tarefas simples que fazem parte do dia a dia.

É o que acontece com nosso organismo. Quando são sedentários, fazem um enorme esforço para exercer suas tarefas rotineiras e, com o tempo, os problemas chegam: algumas taxas começam a ficar alteradas, a pressão sobe, a glicemia e o colesterol também. São os fatores de risco para o desenvolvimento de doenças crônicas ou problemas cardíacos, por exemplo. Estatisticamente está comprovado: indivíduos sedentários ou que não se movimentam o suficiente estão muito mais sujeitos a desenvolver doenças crônicas e vários outros problemas de saúde porque têm maior dificuldade em manter a pressão e a glicemia em níveis normais, e o coração tem de fazer mais esforço pra bombear o sangue, o oxigênio e os nutrientes para todo o corpo.

QUESTÃO DE SAÚDE... E DE PESO

Hoje em dia, todo médico, de qualquer especialidade, recomenda a atividade física como tratamento preventivo ou auxiliar para inúmeras doenças. Seja o psiquiatra, para evitar mal de Alzheimer (único tratamento realmente comprovado para evitar essa doença, desde que seja regular e moderado), demência, depressão (hoje, usar só medicamento é considerado um tratamento pobre) ou ansiedade, por exemplo. Seja o oncologista, cardiologista, reumatologista, endocrinologista, e por aí vai. Afinal, à medida que os estudos avançam, mais se comprova que o exercício físico é fundamental para o corpo se manter saudável. Mas é importante que fique claro: seu efeito benéfico acontece apenas quando há regularidade. Quando fazemos algum movimento acontecem várias adaptações em nosso corpo para que ele funcione bem, mas elas não são permanentes, duram entre 12 e 36 horas, e precisam novamente do estímulo do exercício.

Junto a todas as doenças já mencionadas, ainda existe a questão do sobrepeso e da obesidade. Mais da metade da população brasileira está acima do peso recomendável. E a atividade física, de novo, é a maior arma contra esse mal. A alimentação é muito importante também, mas está comprovado através de inúmeras pesquisas que o que mudou com o passar dos anos não foi a ingestão calórica, mas sim a redução drástica do movimento físico, seja ele espontâneo ou programado. Basta comparar com o estilo de vida na década de 1970, não muito tempo atrás, quando as pessoas caminhavam em média oito quilômetros por dia, que são cerca de dez mil passos. Hoje essa distância não chega a dois quilômetros, ficando na média de dois mil passos diários. Essa diferença de distâncias percorridas equivale de 300 a 350 calorias que deixamos de gastar todos os dias. E essa é a principal razão de o excesso de peso estar disseminado nos dias de hoje, e não o aumento no consumo de calorias. E pensar que os primeiros hominídeos, há 4 mil anos, caminhavam em média vinte quilômetros todos os dias! Certamente não haveria pessoas acima do peso se fosse assim até hoje.

Para ficar mais fácil de entender essa questão, porque ninguém vai ficar contando cada passo que dá durante um dia inteiro, atualmente existem vários relógios e marcadores de passos e distâncias, caso a pessoa queira ter uma noção da quantidade de movimento que faz em sua rotina. Isso parece uma besteira, mas não é. Um estudo feito na Austrália comparou dois grupos de pessoas durante seis meses: o primeiro frequentava a academia três vezes por semana e praticava exercícios vigorosos, por sessenta minutos; o outro mantinha uma boa quantidade de movimento, dando cerca de 10 mil passos ou oito quilômetros por dia. Ao final, concluiu-se que as pessoas ativas em suas rotinas tinham colhido mais benefícios. Os resultados mostraram melhoras para ambos os grupos, mas o segundo teve maior redução de peso, de circunferência abdominal e percentual de gordura, e reduziu a glicemia, o colesterol e os triglicerídeos. Mais uma prova de que a regularidade no exercício físico é infalível.

Além disso, essa medida dos passos é usada pela Organização Mundial da Saúde, que estabelece o seguinte:

TABELA 4 • NÍVEL DE CONDICIONAMENTO FÍSICO

Nível de condicionamento físico	Quantidade de passos por dia	Distância em quilômetros (km)
Sedentário	Menos de 7500	Cerca de 6 km
Pouco ativo	Entre 7500 e 10 000	Entre 6 e 8 km
Ativo	**Entre 10 000 e 12 500**	**Entre 8 e 9,5 km**
Muito ativo	Mais de 12 500	Mais de 9,5 km

O ideal é manter-se na faixa destacada, com cerca de 12 mil passos diários. A OMS fornece recomendações também para os que preferem fazer atividade física programada, isto é, sair para correr, caminhar, ir à academia, praticar algum esporte, enfim, qualquer momento exclusivamente dedicado à prática do exercício físico, e que deve respeitar tempos mínimos de duração para que se colham os benefícios.

Atividades aeróbicas (corrida, caminhada, natação, ciclismo etc.)	150 minutos por semana, divididos preferencialmente em cinco vezes
Atividade de força (exercícios com carga ou resistência, como musculação, ginástica, exercícios funcionais, pilates etc.)	Duas sessões de 30 minutos, duas vezes por semana

Lembre-se: esse é o mínimo recomendado. Fique à vontade para fazer mais se puder, quiser e se seu corpo permitir!

Na verdade, a quantidade de exercício e a intensidade dele dependem bastante do estilo de vida, da condição física, dos objetivos e de outras particularidades de cada um. Quando se fala em emagrecer, no entanto, é importante que se tenha um balanço energético com déficit de calorias, o que significa que devemos consumir menos calorias do que gastamos — eu prefiro dizer que devemos gastar mais calorias do que consumimos!

Além do gasto calórico que acontece pelo simples fato de a pessoa se exercitar, ainda há o ganho de massa muscular, que melhora o metabolismo e, consequentemente, há maior gasto de calorias pelo fato de se ter mais músculos no corpo. De fato, a massa magra já sofre uma perda natural com o passar dos anos, principalmente após a terceira década de vida. Esse é um processo chamado sarcopenia. Sem o exercício de força resistida — seja musculação, ginástica, pilates etc. —, ele se torna ainda mais danoso e compromete de forma séria a autonomia na terceira idade, podendo ser mais um fator para o desenvolvimento da osteoporose. Hoje vivemos mais do que no passado porque a medicina nos dá essa condição, porém, cabe a cada um de nós escolher como vamos passar esses anos a mais: se com qualidade e autonomia ou dependendo de outras pessoas e de uma série de medicamentos para manter a saúde.

Agora temos todas as informações. Excelente! O exercício físico regular é capaz de amenizar uma série de fatores de risco para doenças, além de melhorar o sono, o humor e a autoestima, além de nos deixar mais fortes e felizes, mais confiantes e saudáveis. Por que, então, apenas 8% da população brasileira é considerada ativa? A resposta é simples: é contra a nossa natureza fazer atividade física se não houver necessidade.

O movimento sempre esteve associado à necessidade. Fosse para caçar, no passado, para chegar ao trabalho que não dispunha de elevador nem escadas rolantes, para trocar o canal da TV, até para as crianças brincarem sem ter à mão os joguinhos e computadores tão acessíveis de hoje.

O excesso de tecnologia trouxe o conforto, mas trouxe junto uma boa dose de sedentarismo, de inatividade física, por isso não nos movimentamos. Somos seres poupadores. Depois da caça, o ser humano descansava para guardar energia. Hoje não vamos à caça, mas continuamos estocando energia. Buscamos sempre o menor esforço, enquanto é imperativo que pratiquemos o movimento.

Nesse momento você deve se perguntar: poxa, eu não gosto de fazer exercício e não tenho necessidade de me exercitar para sobreviver. Então, como vou me convencer de que preciso disso e para quê?

O fato é que sim, você precisa de atividade física para sobreviver. Não para buscar alimentos ou fugir do perigo da selva, mas para sair da estatística que constata que 13,2% das mortes no Brasil são por conta do sedentarismo. E sim, você precisa praticar exercícios para viver com qualidade, com dignidade, com saúde. Pense que isso é muito importante para o seu bem-estar, mas é igualmente importante para os que estão a sua volta, seus familiares e amigos, e para todos os que gostam e cuidam de você.

> Um estudo feito pela Universidade de Stanford acompanhou 17 430 pessoas entre 1988 e 2010 e constatou que a quantidade de calorias consumidas por pessoa não aumentou de forma significativa, enquanto a atividade física

diminuiu absurdamente. Entre as mulheres, o número daquelas que não fazem o mínimo de movimento saltou de 19% para 52%, e entre os homens, de 11% para 43%. Esse é apenas um entre vários experimentos que comprovam isso. Esses números evidenciam ainda mais que apelar para dietas milagrosas e fazer restrições e sacrifícios na alimentação não resolvem questões relativas à saúde. Simplesmente cortar tudo — carboidratos, glúten, lactose, gordura — não é o caminho. Nosso corpo precisa ser bem nutrido, mas hoje as pessoas só pensam em eliminar alguma coisa da alimentação. Junto com isso, eliminam o prazer de comer. Vamos, então, pensar diferente: colocar mais alimentos variados no prato e mais, muito mais, movimento no dia a dia.

Escadas mágicas

Um ouvinte escutou minha fala na rádio sobre os efeitos positivos de subir escadas regularmente, para a saúde e o emagrecimento. Ele escreveu, então, um e-mail me propondo um desafio. Decidiu que subiria 27 andares por dia (ele mora no 24º e ainda havia mais três andares de garagem), e que depois de três meses iria mandar outro e-mail para me contar se isso realmente tinha funcionado.

Na verdade, eu nem me lembrava mais do desafio quando recebi seu novo e-mail. Ele tinha perdido 11,5 quilos. E o mais bacana é que no início ele precisava parar para descansar e levava 22 minutos para chegar ao seu andar. Com o tempo, virou um escalador de andares e subia os mesmos 27 em apenas oito minutos.

Certamente, além de emagrecer ele fortaleceu muito os membros inferiores e melhorou sua qualidade de vida e sua saúde. Ponto para a atividade física não programada!

Uma pessoa com excesso de peso e ativa tem 50% menos chance de morrer nos próximos dez anos, por motivos de doenças crônicas, que uma pessoa magra e sedentária.

A velha falta de tempo

O que mais vejo na minha clínica são pessoas que se queixam da falta de tempo para fazer atividade física, porque trabalham demais, têm compromissos demais, viagens demais e tempo de menos. Ouço esse discurso quase diariamente. Com calma, converso e peço que o paciente me conte como são seus dias, sua rotina, ao passo que vou fazendo minhas anotações e programando o tempo no qual pode ser encaixado o exercício físico.

Certa vez atendi um executivo que viaja bastante a trabalho e muitas vezes se hospeda em hotéis que não oferecem academia, além de passar muitas horas em aviões e aeroportos, chegar tarde em casa etc. De fato, sua rotina é corrida. Com boa vontade, entretanto, exercitar-se se tornou possível. Fiz uma programação em que o fim de semana seria usado para o lazer com movimento, quando ele poderia caminhar com a esposa, passear de bicicleta com o filho, quem sabe participar de algum esporte coletivo, como partidas de vôlei, basquete, tênis. Fora isso, programei dois dias de treinos aeróbicos de vinte minutos e mais dois dias com um circuito de musculação (de quinze a vinte minutos) que ele poderia fazer no quarto de hotel, em casa, em qualquer lugar. Apenas iria usar o peso do próprio corpo como sobrecarga para os exercícios de força e depois fazer um intervalado com uma corda, pulando por trinta segundos bem rapidamente, descansando por 45 segundos, depois andando pelo quarto ou marchando no lugar. Iria repetir o circuito vinte vezes.

Ele achou fácil, mas eu disse que a regularidade era fundamental e que ele deveria respeitar essa programação, pois com apenas vinte minutos diários ele colheria os benefícios que o exercício físico promove à saúde, ao bem-estar e à forma física. O principal era que no primeiro dia da semana ele soubesse em que dias faria quais exercícios, para que depois não se queixasse que não havia dado tempo.

Ele ficou meio desconfiado, mas feliz, porque percebeu que era viável ter uma programação de atividades físicas. Ainda pedi que ele procurasse se alimentar com mais atenção às suas escolhas — apenas isso, sem seguir nenhuma dieta nem fazer grandes restrições.

Em seu primeiro retorno, 45 dias depois, ele já tinha perdido oito centímetros de circunferência abdominal e seis quilos. Queria aumentar a carga de exercício e já via que era possível fazer a musculação na academia do prédio, além de escolher hotéis que oferecessem sala de musculação.

Adaptei os treinos para essa nova realidade e 45 dias mais tarde ele estava com onze quilos e doze centímetros de circunferência abdominal a menos.

Isso faz dois anos, mas ele continua com seu hábito de programar a semana incluindo a atividade física. O recado que fica é: não espere aparecer tempo no seu dia para encaixar o exercício. Programe seu tempo, isso faz a diferença.

....

MITOS E PERGUNTAS

Só se perde gordura após trinta minutos de atividade aeróbica?

Quando iniciamos uma atividade aeróbica, com trinta segundos já usamos gordura como fonte de energia. Com um minuto e trinta segundos de duração, cerca de 50% da fonte de energia usada é gordura. Depois de três a quatro minutos, já chega a cerca de 80% a 85%, e após seis minutos a gordura é a fonte de energia predominante, com 90% a 95%. Portanto, atividades que duram de vinte a trinta minutos já são muito eficientes em "queimar" gordura e ajudam no processo de emagrecimento. O treino não precisa ter mais de trinta minutos para ser eficiente. Se a pessoa tem mais tempo, contudo, pode fazer outros tipos de treino, mais longos e menos intensos, por exemplo. *Todos promovem queima de gordura.*

Musculação não ajuda a emagrecer?

A musculação tem o importante papel de aumentar ou preservar a massa muscular. Ter músculos no corpo ajuda a aumentar o ritmo metabólico; assim, o corpo com mais massa magra é mais ativo e gasta mais calorias para se manter vivo do que um corpo mais fraco. Logo, associada às atividades aeróbicas, a musculação, ou qualquer outro tipo de treino de força resistida, é perfeita para auxiliar no emagrecimento.

Será que é possível emagrecer apenas fazendo exercício físico?[1]

Muitas pessoas questionam a capacidade do exercício por si só em promover a perda de peso e de gordura corporal. Para provar essa eficiência, um estudo avaliou, por catorze semanas, mulheres obesas sedentárias. Elas foram divididas em três grupos: as mulheres do Grupo 1 fizeram apenas dieta restritiva — passaram a ingerir quinhentas kcal a menos por dia; as do Grupo 2 — mantiveram a dieta e fizeram exercício — passaram a correr cinco vezes por semana, gastando quinhentas kcal a mais por dia; as mulheres do Grupo 3 também começaram a correr cinco vezes por semana, mas passaram a comer quinhentas kcal a mais por dia. Dessa forma, os primeiros dois grupos tinham um déficit calórico de quinhentas kcal diárias, enquanto o terceiro grupo estava em equilíbrio calórico. Após as catorze semanas, o primeiro e o segundo grupos perderam peso de forma igual, mostrando que a perda de peso depende principalmente do equilíbrio entre calorias consumidas versus calorias gastas. Contudo, o segundo grupo perdeu mais gordura que o primeiro. Já o terceiro grupo, embora não tenha perdido peso, perdeu gordura corporal de forma similar ao grupo que apenas fez dieta. Logo, o exercício físico por si só é, sim, capaz de levar à perda de gordura corporal até mesmo superior àquela induzida pela dieta! Além disso, a atividade física ajuda a preservar a massa muscular e aumentar a perda de gordura.

Mas uma pergunta que sempre aparece é: então por que tantas pessoas começam a fazer exercício físico e acabam não emagrecendo ou até mesmo engordando?

Para esclarecer essa dúvida, estudos que aumentavam a prática regular de exercícios mas deixavam os participantes livres para comer o que quisessem verificaram que eles tendem a *compensar* o gasto calórico da atividade com a alimentação, ou seja, quando começam a fazer exercícios comem mais, e, por isso, não conseguem perder peso.

Um dos motivos para esse aumento estaria relacionado à maior "vontade de comer" após o exercício, particularmente alimentos ricos em gordura e açúcar. Em função disso, essas pessoas comem mais, repondo e até mesmo superando as calorias gastas, o que pode levar ao ganho de peso e de gordura. Em um estudo foi verificado que alguns "compensadores" tendem a comer mais que o gasto calórico induzido pelo exercício e, em vez do objetivo desejado de perda de peso, eles acabam ganhando peso.

Por isso, cuidado com o famoso "já que fiz exercício hoje, posso comer o que quiser" ou o "eu mereço". Devemos ter em mente que *ingerir* quinhentas kcal (aproximadamente um pedaço médio de lasanha) é muito mais fácil do que *gastar* essa mesma quantidade de calorias (é o equivalente a percorrer oito quilômetros, em média!).

Dessa forma, se você faz parte do grupo de "compensadores", é natural que tenha dificuldade em emagrecer apenas com a prática de exercícios físicos. Mas jamais desanime ou desista! Se seu objetivo for de fato emagrecer, um acompanhamento nutricional adequado pode lhe ajudar a atingir o tão almejado objetivo. Além disso, não podemos nos esquecer dos incontáveis benefícios da atividade física, que vão muito além da simples perda de peso. Portanto, exercite-se sempre!

QUESTIONÁRIO

Antes de iniciarmos os passos sobre alimentação, vamos tentar entender melhor como está o seu relacionamento com a comida. Para isso, basta responder ao questionário a seguir assinalando a resposta que melhor caracteriza suas atitudes ou comportamentos.

PARTE 1

- Como de três em três horas independente da minha fome.

1	2	3	4	5
Discordo fortemente	Discordo	Neutro	Concordo	Concordo fortemente

- Não consigo perceber quando estou levemente satisfeito(a).

1	2	3	4	5
Discordo fortemente	Discordo	Neutro	Concordo	Concordo fortemente

- Não consigo perceber quando estou com uma fome leve.

1	2	3	4	5
Discordo fortemente	Discordo	Neutro	Concordo	Concordo fortemente

- Não confio no meu corpo para me avisar *quando* comer.

1	2	3	4	5
Discordo fortemente	Discordo	Neutro	Concordo	Concordo fortemente

- Não confio no meu corpo para me avisar o *que* comer.

1	2	3	4	5
Discordo fortemente	Discordo	Neutro	Concordo	Concordo fortemente

- Não confio no meu corpo para me avisar o *quanto* comer.

1	2	3	4	5
Discordo fortemente	Discordo	Neutro	Concordo	Concordo fortemente

- Durante o ato de comer, não consigo perceber quando estou ficando satisfeito(a).

1	2	3	4	5
Discordo fortemente	Discordo	Neutro	Concordo	Concordo fortemente

- É comum sentir que exagerei (comi demais) após comer.

1	2	3	4	5
Discordo fortemente	Discordo	Neutro	Concordo	Concordo fortemente

PARTE 2

- Tento evitar certas comidas por serem ricas em gorduras, carboidratos ou calorias.

1	2	3	4	5
Discordo fortemente	Discordo	Neutro	Concordo	Concordo fortemente

- Sigo regras de alimentação ou dietas que determinam o que, quando e/ou quanto comer.

1	2	3	4	5
Discordo fortemente	Discordo	Neutro	Concordo	Concordo fortemente

- Fico muito bravo(a) comigo mesmo(a) quando como algo não saudável.

1	2	3	4	5
Discordo fortemente	Discordo	Neutro	Concordo	Concordo fortemente

- Existem comidas proibidas as quais eu não me permito comer.

1	2	3	4	5
Discordo fortemente	Discordo	Neutro	Concordo	Concordo fortemente

- Eu me sinto culpado(a) se como alguma coisa rica em calorias, gorduras ou carboidratos.

1	**2**	**3**	**4**	**5**
Discordo fortemente	Discordo	Neutro	Concordo	Concordo fortemente

- Acho que um determinado alimento é "bom" ou "ruim" dependendo do seu conteúdo nutricional.

1	**2**	**3**	**4**	**5**
Discordo fortemente	Discordo	Neutro	Concordo	Concordo fortemente

- Eu não confio em mim mesmo(a) perto de comidas "engordativas".

1	**2**	**3**	**4**	**5**
Discordo fortemente	Discordo	Neutro	Concordo	Concordo fortemente

- Não tenho certos tipos de comida em casa/apartamento, pois acho que posso perder o controle e comer.

1	**2**	**3**	**4**	**5**
Discordo fortemente	Discordo	Neutro	Concordo	Concordo fortemente

PARTE 3

- Eu como quando me sinto emocionalmente instável (ansioso/a, depressivo/a, triste), mesmo quando não tenho fome.

1	**2**	**3**	**4**	**5**
Discordo fortemente	Discordo	Neutro	Concordo	Concordo fortemente

- Eu me descubro comendo quando estou entediado(a), mesmo quando não sinto fome.

1	**2**	**3**	**4**	**5**
Discordo fortemente	Discordo	Neutro	Concordo	Concordo fortemente

- Eu me descubro comendo quando estou sozinho(a), mesmo quando não sinto fome.

1	**2**	**3**	**4**	**5**
Discordo fortemente	Discordo	Neutro	Concordo	Concordo fortemente

- Eu uso a comida para me ajudar a lidar com emoções negativas.

1	**2**	**3**	**4**	**5**
Discordo fortemente	Discordo	Neutro	Concordo	Concordo fortemente

- Eu paro de comer apenas quando me sinto muito cheio(a), estufado(a).

1	**2**	**3**	**4**	**5**
Discordo fortemente	Discordo	Neutro	Concordo	Concordo fortemente

- Eu me percebo comendo quando estou estressado(a), mesmo quando não estou com fome.

1	**2**	**3**	**4**	**5**
Discordo fortemente	Discordo	Neutro	Concordo	Concordo fortemente

Questionário traduzido e adaptado de: Tylka, T. L. "Development and Psychometric Evaluation of a Measure of Intuitive Eating". *Journal of Counseling Psychology*, v. 53, n. 2, pp. 226-40, 2006.

Agora, faça a soma de acordo com o número que assinalou para cada resposta e anote quantos pontos você fez em cada parte:

Parte 1: _____ pontos
Parte 2: _____ pontos
Parte 3: _____ pontos

Cada parte desse questionário está diretamente relacionada a um aspecto importante da sua relação com o alimento. Veja a seguir o que cada uma delas significa.

Parte 1 — **Instintos de fome e saciedade**

A primeira parte do questionário reflete o quanto você confia nos seus instintos de fome e saciedade para se alimentar. Se você fez acima de vinte pontos, isso demonstra que você confia pouco, ou quase nada, neles. Neste caso, o terceiro passo será muito importante para você.

Parte 2 — **Permissão para comer**

Aqui, avaliamos a sua dificuldade em se permitir comer alguns alimentos que você considera "ruins" ou "não saudáveis". A partir de vinte pontos significa que você se policia demais. Abordaremos esse assunto no quarto passo.

Parte 3 — **Emoção versus fome**

Você come mais por fome ou por emoção? Se teve uma pontuação alta nessa parte, significa que a sua alimentação é guiada mais pela emoção que pela fome. Caso tenha feito acima de dez pontos, demonstra que você utiliza a comida em momentos de instabilidade emocional, tema que será tratado no sexto passo.

Se você obteve uma alta pontuação em mais de um dos itens acima, seu relacionamento com a comida precisa ser profundamente cuidado. Esperamos que a partir de agora você comece a ver o alimento de um modo diferente, como um aliado. Afinal de contas, você não quer passar o resto da vida brigando com algo com o qual precisa lidar várias vezes por dia, não é mesmo? Então, vamos lá!

Terceiro passo
Siga seus instintos: juntando a fome com a vontade de comer

> *Coma quando estiver com fome e pare de comer quando se sentir saciado. Essa é a chave do sucesso.*
> **Evelyn Tribole**

Já foi comprovado que escutar os sinais corporais para determinar o que, quando e quanto comer está diretamente associado com peso corporal mais baixo.[1]

Pense agora em uma das regras mais famosas da alimentação saudável: comer de três em três horas. Você acha que ela leva em consideração seus sinais corporais? Na verdade, ela ignora um dos instintos mais importantes de ser respeitado: nossa fome.

Nosso corpo é tão inteligente que ele "pede" exatamente o que precisa: algo fresco, salgado, ou até mesmo uma comida com mais sustância, ou seja, bem nutritiva. No entanto, como estamos vivendo "no automático", deixamos de escutar as necessidades do nosso corpo e optamos pelo que estiver em nossa frente, de preferência o mais prático e rápido possível.

RESPEITE SUA FOME

A fome é um dos instintos mais fundamentais à nossa sobrevivência, mas muito menosprezado e até mesmo temido hoje em dia.

As pessoas têm tantas obrigações que só param para escutar as necessidades do corpo quando ele está "gritando" por elas, o que afeta diretamente a alimentação.

Uma dessas consequências é que quando estamos com fome, mas não muita, ficamos mais conscientes na hora de escolher o alimento, o que aumenta muito as chances de optarmos por um lanche ou refeição bem equilibrada, qualitativa e quantitativamente.

Essa situação, contudo, muda muito quando ficamos famintos demais. A capacidade de escolha passa a seguir nossos instintos mais primordiais. Parece que perdemos por momentos a capacidade de raciocinar e, se um alimento aparece em nossa frente, independentemente do que seja, nossa reação é comer — e muito. Por isso, precisamos aprender a identificar a fome e supri-la antes que ela saia do controle.

Para entender um pouco os diferentes níveis da fome, gosto muito de usar uma escala que atribui a ela uma nota de zero a dez, sendo zero quando a pessoa está sem fome alguma e dez quando está "morrendo" de fome.

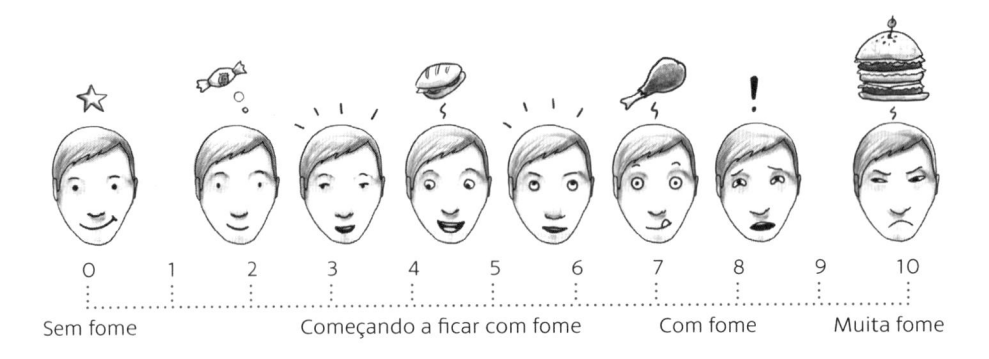

0	1	2	3	4	5	6	7	8	9	10
Sem fome			Começando a ficar com fome				Com fome			Muita fome

Pensando nisso, o momento ideal de comer seria quando estamos por volta da nota sete, pois nessa hora já temos fome, mas ainda "estamos pensando", não é mesmo?

O que acontece hoje em dia é que, por inúmeros motivos, as pessoas só percebem que têm fome — ou vão se alimentar — quando já estão em estágio avançado de fome, nota nove ou dez. Nessa hora, a impressão é de que não conseguimos pensar em nada além de comida, que passamos para um estado quase irracional. *Quando chegamos nesse nível avançado de fome, não escolhemos o alimento; somos escolhidos por ele.* Nossos instintos começam a aflorar e a mandar mensagens para nosso cérebro, ordenando que se coma qualquer coisa, como se fosse uma questão de sobrevivência. Só queremos e precisamos comer. Por isso, o ideal é perceber a fome aumentando e responder de acordo.

Porém, as pessoas têm dificuldade em perceber esse aumento. Umas sentem desconforto no estômago, outras uma queda de energia, outras, ainda, começam a ter dor de cabeça. É importante prestar atenção aos sinais que seu corpo emite. Desse modo, você conseguirá atender às necessidades dele antes que a situação saia do controle. Você sabe como a sua fome se manifesta?

Ao ficarmos famintos, o corpo, que já possui suas preferências, fica ainda mais estimulado a supri-las. Um estudo realizado com universitárias (com IMC classificado como normal) investigou os efeitos da fome na atividade cerebral. Para isso, os pesquisadores mostravam fotos de alimentos que foram divididos em duas classes: saborosos e ricos em calorias (chocolate, pizza, hambúrguer) ou saborosos e pouco calóricos (melão, biscoito água e sal, cenoura). Quando as participantes estavam com fome e foram mostradas as fotos dos alimentos saborosos e ricos em calorias, elas apresentaram maior capacidade de estimular no cérebro as áreas relacionadas a recompensa e prazer.[2]

Além disso, conforme explicamos nos capítulos anteriores, nosso corpo é poupador e tende a acumular gordura. Para isso, é preciso que haja um excedente calórico. Uma maneira de consegui-lo é estimulando o consumo de alimentos calóricos, e a gordura fornece mais que o dobro de calorias quando comparada aos carboidratos e às proteínas. Além disso, ela possui uma vantagem metabólica para ser estocada, pois os carboidratos e proteínas ainda precisam ser convertidos em gordura para serem armazenados. Por isso, quando estamos com fome, preferimos comer tudo o que for mais calórico e nossa capacidade de escolha fica prejudicada — o que aumenta e muito as chances de consumir esse tipo de alimento.

> Nosso corpo prefere gordura e açúcar!
> Os alimentos são compostos de diferentes nutrientes e, conforme a necessidade do nosso corpo, eles são divididos em macro e micronutrientes. Os micronutrientes – vitaminas e minerais – são os de que o nosso corpo precisa em pequenas quantidades e, ao contrário do que se acredita, não fornecem energia; desse modo, seu consumo não ocasiona ganho de peso corporal. Os macronutrientes são aqueles de que nosso corpo necessita em maior quantidade e são os únicos capazes de fornecer energia (calorias): carboidratos, proteínas, álcool e gordura. A quantidade de energia fornecida por cada macronutriente é:
>
> - Carboidratos — 4 kcal por grama
> - Proteínas — 4 kcal por grama
> - Álcool — 7 kcal por grama
> - Gordura — 9 kcal por grama
>
> A gordura, além de fornecer mais que o dobro de calorias do que os carboidratos e proteínas, possui uma facilidade metabólica de armazenamento quando consumida em excesso, já que não precisa sofrer tantas transformações quanto os outros nutrientes. Por isso nosso corpo desenvolveu, com o passar do tempo, uma predileção por esse nutriente. Isso significa que os

alimentos que o contêm se tornam mais saborosos para o nosso paladar, ou seja, tudo que tem mais gordura é mais gostoso: batata frita é mais gostosa que batata cozida; sorvete normal é mais saboroso que sorvete light; leite integral é delicioso se comparado ao leite desnatado, e por aí vai...

Apesar de o açúcar não ter a vantagem metabólica de armazenamento, pois os carboidratos são estocados primeiramente na forma de glicogênio e, em caso de excesso crônico, convertidos e acumulados na forma de gordura, nosso corpo também é "louco" por açúcar. Isso ocorre por ele ser uma rápida fonte de energia.

Lembrando o que comentamos anteriormente sobre o surgimento e evolução do ser humano e os longos períodos de fome, fica fácil perceber quão importante era para o organismo uma fonte de energia que se tornasse rapidamente disponível para o corpo e que fosse facilmente estocada.

Imagine que você chega em casa após o trabalho, no fim da tarde, e o jantar ainda vai demorar. Em condições normais, de fome controlada, você consegue esperar, mas não quando já está faminto. A reação natural é sair pela casa procurando qualquer coisa para comer/beliscar. Nesse momento, você vai comer o que aparecer pela frente.

Outra situação bastante comum acontece com o *couvert* de restaurantes. Se chegamos ao restaurante com fome, mas não muita (nota seis ou sete), conseguimos tranquilamente dispensá-lo e esperar pela refeição em si. No entanto, se chegamos com muita fome (nota nove ou dez) e o garçom colocar em nossa frente uma cesta de pães e patês, nossa tendência será comer — e muito. Algumas vezes o *couvert* já mata a fome, mas depois de alguns minutos chega o prato principal e lá está você pronto para comer de novo, já quase sem fome. Você acha isso adequado?

Já explicamos que nossa tendência será sempre a de consumir alimentos mais calóricos — e ricos em gorduras e açúcares —, e que quando se está com muita fome nossa capacidade de escolha diminui e a chance de exagerar na refeição é enorme. Por isso é extremamente importante estarmos sempre conscientes, atentos à nossa fome, e comer antes que ela nos domine. Assim fica mais fácil fazer escolhas saudáveis no dia a dia.

Lanches intermediários

Um dos motivos para comer de três em três horas durante o processo de emagrecimento seria para aumentar o metabolismo, ou seja, o gasto de energia. Mas isso, infelizmente, não é verdade. Claro que, sempre depois de ingerirmos um alimento, nosso corpo gasta calorias para digeri-lo e metabolizá-lo (o efeito térmico dos alimentos, um dos componentes do gasto energético), mas se você comer as mesmas coisas em três refeições ou em seis, a energia gasta será bem similar, sem diferença significativa para o emagrecimento.[3]

Outro motivo alegado para essa conduta é que, comendo com frequência, você não chegará com muita fome à refeição seguinte. No entanto, essa prática faz com que por vezes você coma sem ter fome alguma, apenas por "estar na hora" e não por sentir fome. Toda vez que você come sem fome, entretanto, pode ser considerado um excesso para seu corpo e dificilmente ajudará no seu resultado final.

Na verdade, um dos poucos motivos para comer sem ter fome é quando sabemos que, apesar de ainda não sentirmos necessidade, precisamos comer alguma coisa naquele momento, senão só teremos outra oportunidade depois de muitas horas. Assim, evitamos chegar à refeição seguinte "morrendo de fome" e perder o controle da qualidade e da quantidade dos alimentos que vamos consumir.

Roberto: dois pratos de comida no almoço

> Roberto, um homem de meia-idade, relatava que uma das coisas de que mais gostava era comer arroz e feijão, e o fazia todos os dias. Almoçava diariamente no mesmo restaurante próximo ao trabalho e sempre repetia o prato. Mas o dia em que mais caprichava era no da feijoada, sua perdição. Contou que quando chegava ao restaurante e sentia o cheiro da comida era como se algo despertasse dentro dele, e só conseguia pensar em comer. Era nitidamente ansioso e quando perguntei quanto tempo durava sua refeição, ele respondeu: "Uns sete minutos, mas porque eu repito o prato". O que fazia era colocar a comida pra dentro. Perguntei se ele tinha alguma ideia de quantas vezes mastigava os alimentos, ao que ele riu e replicou: "Umas três?".
>
> Claramente havia algumas atitudes alimentares que precisávamos melhorar, mas a primeira delas era aumentar o número de mastigadas.

Ele comia rápido pois, como estava com muita fome, sua ansiedade aumentava ainda mais. Todo dia tomava o café da manhã às seis horas e almoçava a uma da tarde — nesse meio-tempo, não comia nada. Um dos problemas relatados por ele era que, de tão concentrado no trabalho, não conseguia pensar em mais nada, muito menos na sua fome. Orientei-o então a programar o alarme do celular para tocar todo dia por volta das 10h30 e, no momento que tocasse, ele deveria parar por alguns segundos e tentar perceber como estava se sentindo. Se tinha fome ou sede e, se estivesse com um pouco de fome, que se alimentasse de acordo com ela.

Três semanas depois, as mudanças já eram nítidas. Ele disse que quando incluiu o lanche no meio da manhã passou a chegar ao restaurante bem mais tranquilo. O cheiro ainda despertava nele a vontade de comer, mas estava muito mais controlado. Disse que no início tinha o hábito de levantar para pegar o segundo prato de comida, mas parava no meio do caminho e muitas vezes percebia que já estava satisfeito e não o fazia. No dia da feijoada foi pensando em se permitir, já que eu havia dito que ele não estava fazendo dieta. Tomou o lanche no meio da manhã, caprichou no prato, comeu com prazer, saboreando, e percebeu que nem se quisesse conseguiria repetir o almoço, como sempre fazia. O mesmo aconteceu com a pizza semanal em família. Sempre comia cinco pedaços, mas agora sentia que, comendo mais devagar e saboreando, três eram mais que suficientes; o quarto pedaço já seria um exagero.

E quer saber que sabores de pizza lhe indicamos? Nenhum. Primeiro porque esse consumo era esporádico e depois porque, desde que essa ingestão fosse consciente, respeitando a fome, a saciedade e a satisfação, o sucesso seria garantido.

....

No caso do Roberto, ele ficava tão consumido em seu trabalho que não percebia sua fome aumentar e, quando chegava ao restaurante, acabava perdendo o controle.

No entanto, não é todo mundo que sente a necessidade de comer algo entre as refeições principais — o mais importante é perceber sua fome e se programar. Às vezes você pode estar com um pouco de fome e preferir esperar para comer apenas no almoço ou no jantar. Se você conhece bem seus instintos e sabe que conseguirá fazer escolhas conscientes na hora da refeição, ótimo. Mas, em caso de dúvida, é melhor comer um lanche leve e pequeno (às vezes, meia fruta basta) e chegar à próxima refeição com uma fome mais controlada.

Esta é uma parte muito importante, pois algumas pessoas acabam comendo demais nos lanches intermediários e chegando à refeição principal sem fome. Mas comer sem fome é inadequado. Primeiro porque o fato de você não ter fome significa que seu corpo não precisa de alimentos, e, se você comer, isso representará um excesso. Segundo porque você estará comendo por obrigação, apenas por ser o horário da refeição, e isso diminui muito o prazer com a alimentação. Por isso, sempre que for comer, consulte seu corpo. Analise como está sua fome, como será seu dia, e se alimente de acordo.

Outro ponto a destacar é *que a nossa fome não é a mesma todos os dias*. Sendo assim, como podemos comer as mesmas coisas sempre?

Alguns dias acordamos bem, outros com muita fome e outros sem fome alguma. Quando a pessoa está com mais fome, ela normalmente come uma fatia a mais de pão no café da manhã, ou toma mais um copo de leite, mas no dia em que acorda com menos fome ela repete o café da manhã que está acostumada a consumir todos os dias. Será que isso é adequado?

Algo parecido acontece com pessoas que almoçam sempre no mesmo lugar. Com o passar do tempo elas vão criando um padrão do que consomem no almoço: fazem o mesmo prato todo dia, apenas atentas a alguma novidade do cardápio. Por isso, o ideal é que, sempre antes de se alimentar, você pare por alguns segundos e se pergunte: "Quanta fome eu tenho?". A partir dessa análise, você saberá a quantidade de comida necessária.

A questão é que não paramos nem para pensar nas nossas necessidades mais básicas. Precisamos aprender a supri-las adequadamente, pois uma das coisas mais gostosas é comer quando estamos com fome. Se ficamos famintos em excesso acabamos comendo por impulso e, pior ainda, rápido demais. Porém, algumas pessoas nem precisam estar com muita fome para comer rápido, pois elas sempre o fazem. Parece que a comida é algo ruim e que precisam se livrar logo daquilo. Quando um paciente afirma comer rápido, sempre pergunto: você gosta de comer? Então, aprecie o momento!

Analisando o diário alimentar

Agora vamos começar a trabalhar com o diário alimentar que pedimos para você preencher no início do livro e analisar o horário de cada refeição, bem como o espaço de tempo entre elas. Em algum momento durante o dia você ficou longos períodos sem se alimentar? Se sim, veja agora se na refeição seguinte o consumo alimentar foi um pouco maior do que o habitual. Caso se lembre da refeição, você acha que comeu rápido demais?

O que poderia ser feito para evitar esse longo período de jejum? É possível levar lanche de casa ou comprar algo no local? Pense e anote alternativas que você possa empregar para melhorar esse aspecto em sua alimentação.

Outra análise importante é se você costuma seguir a regra de comer de três em três horas. Pense se você costuma comer sem fome. Se sua resposta for positiva, talvez seja melhor repensar a necessidade desses lanches intermediários.

SACIEDADE

Assim como fizemos com a fome, podemos dar uma nota de zero a dez para a saciedade, na qual o zero significa que você não está nada saciado e dez que está muito saciado.

Uma questão importante sobre a nossa saciedade é que o que comemos não é sentido imediatamente em sua plenitude pelo corpo. Quando colocamos algum alimento na boca, nosso organismo começa a perceber que estamos nos alimentando, mas demora um tempo para sentir exatamente o que consumimos. Por isso, quem come muito rápido (por ansiedade, pressa ou por ter ficado com muita fome) aumenta, e muito, as chances de exagerar na refeição. A pessoa come um prato inteiro de comida e até repete antes mesmo de o cérebro começar a entender que ela consumiu o primeiro prato.

Por isso, é muito importante mastigar bem e comer devagar, saboreando os alimentos, para dar o tempo necessário ao corpo e se sentir plenamente saciado com a refeição, sem exagerar. Além disso, estudos demonstram que passar a comer mais devagar, saboreando os alimentos, promove maior perda de peso.

Sendo assim, o momento ideal para pararmos de comer seria quando estamos começando a ficar saciados, por volta da nota sete ou oito. Assim, poucos minutos depois da refeição você perceberá que sua saciedade passará para uma nota nove ou dez.

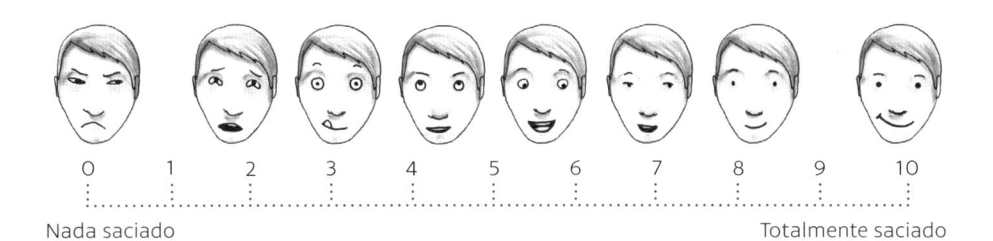

| 0 | 1 | 2 | 3 | 4 | 5 | 6 | 7 | 8 | 9 | 10 |

Nada saciado — Totalmente saciado

Um modo de perceber esse momento é quando a comida começa a não parecer tão saborosa, quando para de chamar nossa atenção. E só é possível notar isso se estivermos atentos ao que estamos comendo. Isso é fundamental!

Mesmo sabendo disso, muitas pessoas têm dificuldade de comer mais devagar, de saborear a comida. Isso ocorre principalmente por elas estarem comendo "no automático". Estão tão preocupadas com outras coisas que não prestam atenção nem ao sabor da comida, nem à quantidade do que consomem.

O QUE DEVEMOS APRENDER COM OS FRANCESES

Desde o início dos anos 1990, com o aumento da epidemia da obesidade mundial, passou-se a discutir como a França, país cuja base da alimentação é manteiga, queijo, pães e vinho, possuía melhores indicativos de saúde que países obcecados com o mundo fitness e por dietas com alimentos *free* (erroneamente considerados mais saudáveis): *fat free* (livre de gordura), *sugar free* (livre de açúcar), *cholesterol free* (livre de colesterol).

Entre as principais diferenças que os estudos apontam, os franceses fazem muita atividade física não programada. Quem já teve a oportunidade de viajar para a França sabe o quanto se anda e se sobem escadas todos os dias — não apenas no parque ou na academia três vezes por semana. O francês dificilmente acorda, desce de elevador, pega o carro, passa o dia sentado, pega o carro de volta, sobe de elevador e fica sentado em frente à TV o resto do dia. E essa atividade toda faz muita diferença na saúde e na forma física.

Além disso, os franceses se relacionam com o alimento de uma maneira muito particular. Eles priorizam sabor e qualidade em vez de quantidade e praticidade. O ato de cozinhar para eles é cultural, e eles o fazem com prazer e quase diariamente.

Os franceses passam no mercado na volta para casa e escolhem para comprar o que há de mais fresco naquele dia e, a partir de então, começam a decidir a refeição. Os alimentos são preparados no fogão e não no micro-ondas, e eles se sentam à mesa para comer em família, sem TV ligada ou outra distração. É um ritual.

Aqui no Brasil estamos cada vez mais próximos do modelo norte-americano. Comida boa é farta e prática. Temos o hábito de fazer compra semanal/quinzenal. Muitos têm empregados em casa que preparam as refeições. Outros optam por comer pratos rápidos (macarrão instantâneo, comida congelada ou *delivery*). Nas grandes cidades as pessoas comem cada vez mais em restaurantes e a opção mais consumida de lanche da tarde são coisas rápidas e práticas — produtos industrializados, processados e ultraprocessados.

Nós perdemos o contato com o alimento. Ele normalmente já aparece pronto, o que só faz aumentar nossa ansiedade com relação a ele. Comemos mais, mas nos sentimos mais insatisfeitos e pensamos em comida o tempo todo.

Talvez você já tenha reparado que, quando cozinha, acaba comendo menos do que está preparando (mesmo que você não tenha beliscado a comida antes). O ato de cozinhar melhora nosso relacionamento com a comida e faz com que a pessoa já comece a se sentir plena, satisfeita. E isso ocorre desde o preparo de uma simples salada de frutas, um bolo ou uma refeição inteira. Então, que tal convidar mais os amigos e familiares para comer em casa? Preparar a própria comida, além de nutritivo, é muito mais barato. Se feito com companhia, ainda estreita os laços com as pessoas de que gostamos.

Outro fator importante da cultura francesa é que as porções de comida são de fato menores, mas isso não significa que eles comam pouco. Eles comem o suficiente para se sentir saciados.

Frequentemente escuto de pacientes que vão a restaurantes franceses que eles estranham a quantidade de comida servida, pois as porções são menores que as de outros restaurantes. No entanto, eles percebem que saem da refeição se sentindo bem. E isso é extremante importante para ver como o porcionamento a que estamos habituados é um exagero e, se vamos a um restaurante que serve muita comida, tendemos a comer muito mais. Além disso, quando servidas porções menores as pessoas comem mais devagar, o que favorece a saciedade.

E esse é o segredo. Aqui no Brasil, com nossas porções de comida cada vez maiores, a exemplo dos Estados Unidos, muitas pessoas comem o prato inteiro sem se dar conta se já estavam satisfeitas na metade dele. Alguns dizem que comem tudo o que é servido, pois têm pena de desperdiçar comida. Claro que o desperdício deve ser evitado ao máximo, mas você já pensou que seu corpo também não precisa de excessos?

Para evitar qualquer tipo de desperdício, veja algumas dicas que você pode seguir ao se alimentar em restaurantes (mas que valem também para as refeições diárias):

1. **Não ir com muita fome:** quando chegamos com fome, além de devorarmos o *couvert*, aumentam as chances de pedirmos pratos mais calóricos e comermos tudo rapidamente, parando apenas depois do exagero.
2. **Trocar o *couvert* por uma salada de entrada ou cancelá-lo:** quando chegamos ao restaurante o garçom já traz o *couvert*, que é uma entrada normalmente composta de pães, manteiga e patês. Dependendo da nossa fome, se torna quase impossível ignorá-lo. Por vezes terminamos o *couvert* quase saciados, sem fome alguma, mas ainda tem toda a refeição escolhida pela frente. Como nem sempre os pratos em restaurante *à la carte* são acompanhados de salada, a troca do *couvert* por uma salada de entrada se torna nutricionalmente adequada e importante.
3. **Adeque seu prato:** imagine uma família que vai a um restaurante e todos fazem o mesmo pedido. Obviamente, os pratos virão com a mesma quantidade de alimento. Mas você acha que essa quantidade é a adequada para todos? Talvez ela até possa ser a ideal para um, mas normalmente é inadequada para outro. No fim, porém, todo mundo come tudo. Mas comer em excesso é uma falta de respeito com seu corpo, pois você não está considerando suas necessidades.

Além disso, às vezes as pessoas terminam a refeição totalmente por obrigação, sem prazer. Para evitar esse tipo de situação existem algumas possibilidades, como dividir pratos (muitos restaurantes já fazem a divisão na própria cozinha, para que o cliente não tenha de fazê-la na mesa); pedir o prato, comer o que for necessário e levar o restante para casa, ou melhor, peça para já vir meia porção e embalar a outra metade; ou readequar seu pedido, o que é muito simples: se você sabe que a porção de arroz, batata ou carne é muito grande para você, peça ao garçom que diminua a quantidade ou troque algum componente de seu prato. Em vez de escolher arroz ou batata de acompanhamento, opte por legumes e/ou salada. Além disso, se você sabe que vai consumir uma sobremesa, troque o carboidrato (purê de batata ou o arroz, por exemplo) por salada ou legumes. Os restaurantes fazem isso sem problemas — claro que não aceitarão trocas de arroz por carne, mas por legumes ou salada, sim. Sendo assim, um prato que seria um purê de batata com peixe se transforma em um peixe com legumes. Depois você aproveita sua sobremesa. Esse é um modo de comer o que se gosta mantendo certo equilíbrio.

Na primeira parte do livro comentamos os inúmeros efeitos negativos das dietas restritivas, e um dos pontos fundamentais é que essa cultura massiva das dietas fez com que parássemos de confiar nos sinais do nosso corpo. Não confiamos mais em nós mesmos para fazer as escolhas do que comer e do quanto comer, mas precisamos retomar essa confiança.

SACIEDADE VERSUS SATISFAÇÃO

Comer o que se gosta é tão importante quanto respeitar a fome e a saciedade. Às vezes, as pessoas que estão em algum tipo de dieta comem o que lhes é permitido dentro das regras preestabelecidas, mas nem sempre é o que elas sentem vontade de comer naquele momento. Vamos usar como exemplo uma pessoa que está fazendo uma dieta qualquer e foi orientada a comer no lanche da tarde iogurte e fruta. Você acha que todos os dias no meio da tarde ela terá vontade de comer exatamente isso? Por mais que ela adore esses alimentos, a resposta é não.

Quando essas pessoas comem o lanche "aprovado", podem ter ficado saciadas, sem fome, mas não satisfeitas com suas escolhas. Isso acontece um dia, dois, três, mas a insatisfação crônica pode levar o indivíduo a abandonar tudo, ou pior: quando comer uma guloseima como pão de queijo (que era proibido), ele acabará perdendo o controle e cometendo um exagero. E isso pode gerar um relacionamento inadequado com a comida.

Não comer o que queremos um dia ou outro é normal, mas uma pessoa que está constantemente em dieta acaba passando por isso grande parte do tempo. Ela começa a se sentir presa e chegará o momento em que ela vai comer algo que "não deveria", gerando um sentimento muito negativo de que não foi capaz de seguir uma orientação aparentemente simples. As sensações de fracasso e frustração quase sempre levam ao abandono daquela dieta e à busca de uma nova, ou seja, será mais uma pessoa entrando no ciclo das dietas.

Por isso, tão importante quanto saciarmos nossa fome é estarmos satisfeitos com as nossas escolhas. Vale destacar que muitas pessoas confundem as duas coisas. Precisamos sempre respeitar a fome, mas não a vontade de comer.

O ideal é JUNTAR A FOME COM A VONTADE DE COMER!

Algumas pessoas podem se sentir inseguras, achar que se consumirem o que têm vontade só vão comer alimentos muito calóricos, que deveriam ser restringidos. Isso pode acontecer se você valoriza demais um determinado alimento, principalmente se rotula um tipo de comida como "ruim" ou "proibido" (discutiremos esse tema no próximo capítulo). Lembre que, independentemente do alimento que se está consumindo, precisamos prestar atenção nele, no seu sabor e em como está a saciedade e a satisfação com ele. Se já estiver ficando saciado e satisfeito, pare! Você pode voltar a consumi-lo quando quiser.

HONRE O MOMENTO DA REFEIÇÃO

Uma das maiores dificuldades dos nossos pacientes é perceber a saciedade. Eles devoram toda a comida servida em poucos segundos/minutos como se aquela fosse uma tarefa horrível, mas necessária. O estranho é que quando perguntamos a essas pessoas se elas gostam de comer, elas normalmente respondem que sim, adoram. Então coma, mas preste atenção ao que está comendo!

Em um estudo sobre comportamento alimentar os participantes chegavam para se alimentar e se sentavam em uma mesa na qual havia uma tigela de sopa. O que os participantes não sabiam era que algumas tigelas tinham fundo falso e, conforme a pessoa ia comendo, elas eram reabastecidas com mais sopa. Ou seja, a pessoa comia, mas sempre tinha sopa na tigela. O que esse divertido estudo demonstrou foi que quando as pessoas se alimentavam nessa tigela elas comiam, em média, 73% a mais de sopa! Outro dado impressionante foi que, mesmo depois de contar o que tinha acontecido, esses participantes não acreditavam ter comido toda essa quantidade a mais.

Outro interessante estudo avaliou o que mais influencia o consumo alimentar: o tamanho das porções ou o sabor do alimento. Para isso, ele estudou o efeito do tamanho do pacote e do sabor da pipoca sobre pessoas que assistiam a um filme no cinema (delícia, né?).

Ao chegar ao cinema, cada participante recebia um pacote de pipoca. No entanto, havia algumas diferenças. Existiam dois tamanhos, pequeno ou grande, que podiam conter ou pipoca fresca ou pipoca que tinha sido estourada havia catorze dias! Aposto que agora você já não está achando mais tão delicioso assim...

O resultado sobre o tamanho de porções foi muito interessante: as pessoas que receberam o pacote maior comeram 33% a mais, em média, quando comparadas às que receberam o menor.

E o resultado do sabor? Influenciou pouco. Mesmo quando as pessoas comeram a pipoca murcha. Elas comeram 45% a mais de pipoca murcha do que os participantes que receberam pipoca fresca no pacote pequeno, ou seja, o tamanho do pacote foi o fator relevante.

Esses resultados demonstram duas coisas importantes:

- Quando estamos desatentos ao que comemos, topamos até comida ruim sem perceber.
- O tamanho da porção é o principal fator que guia nosso consumo alimentar.

Outros estudos já demonstraram que consumidores de lanches com porções menores, individuais, comem de 30% a 45% menos que as pessoas que escolhem pacotes grandes. Por isso, prefira sempre comprar produtos unitários a pacotes tamanho família. Hoje em dia quase todas as opções de alimento têm versões em embalagens menores — essas são a melhor escolha, mesmo que o preço proporcional seja um pouco mais caro. Um exemplo que sempre dou aos pacientes é o sorvete. Se tiver vontade de tomar sorvete, vá e compre um picolé ou um sorvete de casquinha, mas não compre um pote de dois litros; depois de tomar o sorvete e matar sua vontade naquele momento, o pote ficará no freezer. O maior problema é que você sabe que o pote está lá e em um dia de tédio, ansiedade, nervosismo... você pode acabar descontando nele. Fuja disso!

Maurício e o pote de sorvete

Um dos casos que mais bem ilustram esse fato é o de Maurício, um empresário de meia-idade que após um dia inteiro de trabalho chegava em casa extenuado, jantava com a família e depois ia assistir à TV. Adorava novelas e dizia que esse era o momento em que conseguia relaxar, por isso sempre estava acompanhado de um sorvete cremoso. Sempre da mesma marca, há anos. Quando chegou à consulta, disse que esse sorvete era inegociável.

Orientei-o, então, a comer apenas no intervalo da novela. Ele iria até a cozinha se servir, como sempre o fazia, e comeria lá mesmo. Nesse momento, sentado, ele deveria fazer o "Desafio das três garfadas". Esse desafio ajuda muito a pessoa que tem o hábito de comer rapidamente, sem plena consciência do que está consumindo. A ideia é parar e pensar sobre seus instintos e o que está comendo a cada garfada.

Desafio das três garfadas

Entre cada garfada deve-se descansar o talher à mesa, mastigar lentamente o alimento e se perguntar:
- Primeira garfada: Está gostoso?
- Segunda garfada: O que me agrada nesse alimento?
- Terceira garfada: Quão faminto(a) ainda estou?

Após pensar sobre sua fome, tente comer de acordo com ela.

Duas semanas depois recebi um e-mail de Maurício dizendo que, como ele fazia isso havia anos, estava tão habituado que não tinha percebido como o sorvete estava diferente. Era puro açúcar e gordura, ele mal conseguia sentir o sabor da macadâmia e tinha decidido trocá-lo por um picolé novo no mercado, mais artesanal, que era sensacional. Mesmo com o picolé, pedi a ele que mantivesse o pequeno desafio algumas vezes por semana, para prestar atenção ao alimento, aos seus sabores, e se perguntar se era aquilo mesmo que ele desejava.

Para não criar pressão, não disse que um dos motivos do minidesafio era para que comesse menos, mas mesmo assim ele o fez sem perceber. Trocou as quase trezentas calorias do sorvete anterior por menos de noventa do novo picolé.

....

O mais importante é que quando estamos muito habituados a comer algo, precisamos às vezes parar e prestar atenção àquele alimento, pois não apenas o ingrediente do produto muda frequentemente, mas nosso paladar também se transforma. Muitas vezes não gostamos de comer uma coisa, mas com o tempo esse alimento passa a nos agradar. E, como vimos no caso de Maurício, o contrário também acontece. E muito!

Por isso, saboreie sempre seu alimento. *Se não estiver do seu agrado, procure uma alternativa para ele. Se estiver bem alinhado com seus instintos, você pode se surpreender com o que realmente agrada seu corpo e sua mente.*

Analisando o diário alimentar... e sua rotina

Alguma das refeições do seu diário alimentar (ou na sua rotina) foi feita (ou costuma ser feita) em frente à TV ou ao computador ou lendo revista/jornal/tablet? Se sim, tente pensar o quanto você comeu e como se sentiu ao término da refeição.

Você acha que seu consumo alimentar foi guiado pela porção de comida disponível ou por sua fome e saciedade?

É fundamental prestarmos atenção ao que comemos, não apenas para comer menos, mas também porque isso estreita nosso relacionamento e aumenta nossa satisfação com a comida.

Dica 1: Nas refeições em casa, deixe à mesa somente os vegetais (legumes e hortaliças) e traga da cozinha o prato já feito com os demais alimentos. Desse modo diminuem as chances de se comer sem fome e acabar exagerando, pois é muito normal nessas refeições comermos algo apenas por estar disponível. Um dos pensamentos muito comuns nessa hora é: "Ah, só tem mais um bife pequeno (ou qualquer outro alimento), vou comer para não desperdiçar". Deixe sobrar, congele ou guarde na geladeira mesmo. Talvez à noite você esteja sem muita fome ou com preguiça de cozinhar e esse bife será perfeito para esse momento. O mesmo vale para todos os demais alimentos da refeição.

Dica 2: Se você costuma almoçar em restaurantes por quilo, já deve ter reparado que o prato é bem grande. Então, espalhe bem a comida pelo prato. Além disso, preencha mais da metade dele com salada e legumes, de preferência crus, pois contêm maior quantidade de fibras e saciam mais.

Dica 3: Outro hábito observado em refeições do tipo bufê (seja em hotel, restaurante, casa de amigos) é que tendemos a comer em maior quantidade o que está em primeiro lugar na mesa. Além disso, a escolha desse primeiro alimento guiará as demais escolhas do prato. Um interessante estudo demonstrou que em um café da manhã, quando as pessoas se serviam em um bufê que começava com frutas, elas tendiam a consumir refeições mais balanceadas do que quando se serviam em um bufê cujas primeiras opções eram ovos, queijos e bacon. Por isso, assim que chegar em algum *self-service*, já analise todas as opções do dia e escolha as suas, assim você não cairá em nenhuma cilada, como ter pegado arroz e feijão e perceber depois que é dia do purê de mandioquinha que você ama, ou pegar três tipos diferentes de carne.

Dica 4: Em bares, restaurantes e reuniões de amigos, sente-se sempre do lado oposto da comida que você considera a maior tentação. Fique próximo da salada e dos legumes. Assim, se você entrar no automático e começar a comer sem parar, aumentam as chances de comer mais salada do que batata frita. Experimente!

Resumindo: quanto mais tentamos nos proibir do alimento, mais obcecados por ele ficamos. Por isso, faça as pazes com o alimento e lembre-se de que a comida precisa ter um significado para você. Não adianta comer uma coisa porque alguém mandou, mas sim porque é o que você quer.

- Use pratos/tigelas pequenas para se alimentar.
- Compre alimentos em porções pequenas em vez do tamanho família.
- Não coma em frente a tv/celular/tablet/computador.
- Tenha sempre comidas frescas e saudáveis a vista tanto na sua casa como no trabalho.
- Pense sempre como está a sua fome.
- Reflita: do que seu corpo precisa?

ESTRATÉGIAS PARA AUMENTAR A SACIEDADE

A percepção e o controle da nossa fome e saciedade são fundamentais para uma boa alimentação. Sabendo disso, devemos priorizar o consumo de alimentos capazes de nos deixar horas sem fome e que podem nos auxiliar no processo de emagrecimento. Para isso o sabor e a composição de nutrientes de cada alimento são o mais importante.

O sabor é importante não só pelo prazer proporcionado no momento da refeição, mas estudos demonstram que quando os participantes comem algo saboroso, eles demoram mais para ter fome do que quando consomem o mesmo número de calorias, mas de algo que não consideram tão bom. Ou seja, uma refeição com ganho duplo!

Além de usar o sabor a nosso favor, a combinação dos macronutrientes (carboidrato, proteína e gordura) que consumimos também pode ser uma ótima aliada. Isso porque os carboidratos conseguem estimular a saciedade rapidamente, mas ela não dura muito. Já as proteínas e as gorduras, principalmente, demoram mais para nos deixar saciados, mas os efeitos desses nutrientes são mais duradouros.

Você já deve ter sentido isso. Imagine dois diferentes domingos de um farto almoço em família: um dia vocês fazem um churrasco e, no outro, uma bela macarronada. Você já deve ter notado que é muito mais fácil você exagerar no dia do churrasco que no da macarronada. Isso porque os carboidratos, por aumentarem rapidamente a glicemia, oferecem saciedade. Seu cérebro logo percebe a chegada do alimento e já sinaliza para que você pare de comer. No entanto, poucas horas depois você já sente fome de novo, pois a glicose é rapidamente digerida, absorvida e captada pelos tecidos, diminuindo a glicemia e fazendo com que seu cérebro estimule novamente o consumo de alimentos.

Já no churrasco, como as carnes são ricas em proteínas e gorduras, mas pobres em carboidratos, elas possuem um efeito lento na saciedade, ou seja, seu cérebro demora para perceber que você está comendo e quando a informação chega pode ser que já tenha comido mais do que deveria. Se você for daquelas pessoas que costumam comer rápido, esse problema é ainda maior. Porém, apesar de demorar para perceber o efeito na saciedade, em dia de churrasco, mesmo horas depois de parar de comer as pessoas ainda se sentem satisfeitas, muitos só tomam um chá ou comem algo leve à noite, pois o efeito desses nutrientes é mais duradouro.

Por isso, refeições boas para controlar a saciedade são aquelas nas quais misturamos os nutrientes, aliando carboidratos para acelerar o efeito a proteínas e gorduras pela duração do estímulo.

Além disso, outro fator crucial para aumentar a saciedade é o conteúdo de fibras das refeições. Por isso, sempre que possível prefira alimentos integrais (de verdade), adicione farelo de trigo, aveia, linhaça, legumes e hortaliças cruas ou cozidas *al dente* (pois o processo de cozimento quebra as fibras, fazendo com que elas percam parte de suas funções). Existem outras estratégias para "turbinar" a sensação de saciedade.

É interessante optarmos por alimentos que possuam os três macronutrientes e que sejam ricos em fibras.

Veja a seguir algumas boas opções de lanches que estimulam a saciedade:

- Ovo (mexido, cozido, *poché*).
- Mistura de frutas com farelos ou cereais integrais (frutas com aveia e canela).
- Iogurte com castanhas picadas.
- Mingau de aveia com canela.
- Vitamina de leite com fruta (abacate com leite).

- Pão integral (avalie no rótulo o conteúdo de fibras por porção).
- Queijos, tofu.
- Cenoura baby e tomate-cereja (excelentes opções de lanche da tarde para quem prefere salgados).
- Frutas picadas com iogurte e castanhas trituradas.
- Pipoca (cuidado com o sal e evite comer em frente à TV ou ao computador!).
- Frutas frescas, principalmente laranja, tangerina, banana, maçã, uva (sucos estimulam menos a saciedade, por isso prefira sempre a fruta).

Sempre que possível, acrescente aos seus lanches:

- aveia (prefira o farelo de aveia), quinoa ou amaranto;
- farelo ou fibra de trigo;
- nozes, castanha-do-pará, amêndoas.

Dica 1: Ao acordar, em jejum, tome um bom copo de água. Além disso, antes ou durante os lanches ou logo depois deles deve-se sempre tomar água — isso hidrata as fibras e aumenta ainda mais a saciedade!

Dica 2: Com base em tudo isso, é melhor comer um doce logo após uma refeição principal rica em salada crua e uma fonte proteica (carnes ou ovos) que no meio da tarde ou de manhã. Quando comemos um doce em jejum, é uma grande carga de açúcar que prejudica a saciedade e a saúde.

Analisando o diário alimentar

Com os conhecimentos adquiridos, verifique se em alguma refeição você consumiu mais alimentos ricos em carboidratos. Agora, olhe a refeição seguinte e verifique se você acha que o consumo desses alimentos teve alguma influência no horário ou na quantidade do que foi consumido.

Conforme os exemplos anteriores, o que poderia ser adicionado ou trocado para melhorar sua saciedade? Pense em trocas práticas e gostosas que você poderia implementar no seu dia a dia, por exemplo: pão com geleia versus pão com ovo mexido ou leite com achocolatado versus leite com aveia ou fruta.

Com o passar dos anos ocorre uma grande mudança no nosso paladar e, conforme envelhecemos, aumenta nossa preferência por alimentos fontes de carboidrato (massas, batata, arroz, pães, biscoitos, bolos...). Porém, a necessidade de proteína aumenta e, por uma série de fatores (mastigação, digestão, preparo), as pessoas mais velhas tendem a diminuir o consumo justamente desse nutriente. Por isso, tente privilegiá-los ao máximo. Esses alimentos são fundamentais para uma boa manutenção da estrutura muscular e da saúde.

Dicas para aumentar a satisfação

Como discutimos, de nada adianta ficar comendo coisas de que não gostamos ou não temos vontade apenas para matar a fome. A longo prazo, isso vai deixá-lo cansado. Por isso, algumas atitudes simples ajudam a aumentar ainda mais nossa satisfação com o alimento.

1. Coma como um *gourmand*: aprecie e saboreie cada aspecto da comida.
2. Arrume a mesa todos os dias. Já foi comprovado que a aparência da comida e da mesa posta muda nossa percepção daquela refeição. Participantes de um estudo davam notas melhores para a mesma comida quando a refeição era servida em uma mesa bonita.
3. Dê a primeira garfada como se fosse a primeira vez que você estivesse comendo aquilo. Quando vamos experimentar algo pela primeira vez, ficamos atentos a todos os aromas, sabores e texturas daquele alimento. Fazer isso sempre, mesmo que seja apenas no início da refeição, já nos deixa mais conscientes dos nossos sentidos.
4. Faça o Desafio das três garfadas (p. 113).
5. Coma a parte mais gostosa da comida por último, afinal de contas, nada melhor do que curtir por uns minutinhos extras aquilo que estava mais saboroso...

... e *bon appétit*!

MITOS E PERGUNTAS

Alimentos diet e light

Com o avanço da obesidade e do mercado fitness, a indústria alimentícia tratou logo de criar inúmeros produtos diet e light para ajudar o consumidor a alcançar seus objetivos de emagrecimento. Mas será que eles realmente funcionam?

> Antes de discutir o efeito desses produtos, vamos entender as diferenças entre eles.
>
> **Light**: significa que aquele produto possui 25% menos calorias ou diminuição de nutrientes como açúcares, gordura saturada, gorduras totais, colesterol e sódio, quando comparado ao produto tradicional ou similar.
>
> **Diet**: significa que ele não possui um ou mais dos nutrientes como carboidratos, proteínas, gorduras ou sódio.
>
> Uma questão importante é que em muitos produtos diet os fabricantes acabam aumentando a quantidade de outro nutriente para garantir sabor, durabilidade ou uma textura melhor. Por isso, não ache que todo produto diet também é menos calórico, ou até mesmo mais saudável, pois muitas vezes isso não procede.

Um dos produtos mais utilizados na tentativa de reduzir as calorias consumidas são os adoçantes artificiais. Eles podem ser consumidos separados ou já adicionados a diversos produtos disponíveis no mercado, como sucos, iogurtes, barras de cereais, granola, achocolatados, doces...

A premissa desses itens é que a redução no consumo de calorias favoreceria um balanço energético negativo e, consequentemente, a perda de peso e o emagrecimento. Alguns estudos bem controlados demonstram um efeito benéfico desses produtos no emagrecimento. Nós, porém, não vivemos em um ambiente bem controlado, não é mesmo?

Ao contrário desses estudos, nos quais as pessoas são obrigadas a seguir determinada dieta, nós sofremos diversas influências do ambiente que interferem diretamente no nosso comportamento alimentar. Um dos aspectos mais discutidos hoje sobre o consumo desses produtos se refere ao aspecto psicológico. Estudos demonstram que quando as pessoas comem uma coisa que julgam saudável (consciente ou inconscientemente), elas tendem a comer mais.[4] Se o objetivo for o emagrecimento, isso acaba sendo bem improdutivo.

Outro interessante experimento verificou o efeito de produtos do tipo light no consumo alimentar. Para isso os participantes foram convidados para uma festa informal e, ao chegarem ao local, eles tinham de optar entre um pote de chocolates em que havia a inscrição "chocolate normal" ou um que continha a descrição "chocolate *low fat*", com baixo teor de gordura. No entanto, apesar de os participantes não saberem, todos os chocolates eram iguais. Ao final de algumas horas, os pesquisadores anotaram a quantidade de chocolate consumida e calcularam o total de calorias. Em seguida, perguntaram às pessoas quanto elas achavam que haviam consumido.

De um modo geral, todo mundo pensou que havia comido bem menos do que a realidade. As pessoas que escolheram o chocolate *low fat* consumiram em média 28% a mais do que as que optaram pelo chocolate normal,[5] ou seja, por acharem que o chocolate era light, elas de fato se permitiram comer mais.

Além do aspecto psicológico, outro fator estudado é o efeito fisiológico do consumo desses alimentos. Uma pesquisa verificou que esse tipo de alimento possui menor capacidade de estimular as áreas de prazer e recompensa no cérebro.[6] Sendo assim, eles ocasionam menor satisfação, o que pode levar a pessoa a comer maior quantidade na busca por essa sensação (o que explica grande parte do estudo citado anteriormente).

Como vimos, a satisfação com a refeição é tão importante quanto a fome e a saciedade, e ela guia nosso consumo alimentar.

Além disso, uma das razões para a "inofensividade" dos adoçantes dietéticos seria porque eles não são absorvidos pelo nosso corpo. No entanto, apesar de isso ser verdade, interessante estudo publicado na revista *Nature* demonstrou que esses adoçantes, ao chegarem ao nosso intestino, ocasionam uma alteração da nossa microbiota intestinal (bactérias presentes no intestino), o que pode levar a uma série de alterações, até mesmo prejudicar a tolerância à glicose. Agora, pense melhor: não são justamente as pessoas que possuem essa condição as que mais consomem esse tipo de produto?

Além disso, outro experimento sobre o assunto concluiu que quando pessoas habituadas a utilizar adoçantes dietéticos voltaram a utilizar os adoçantes naturais (mel, açúcar) de modo controlado, registraram maior perda de peso.[7]

Certamente, como um professor uma vez me disse, esse mercado é o melhor negócio do mundo: cria-se um produto que promete milagres, os clientes o compram, não obtêm resultado algum e a empresa ainda diz que a culpa é da pessoa, nunca do produto.

Cada vez mais acredito que ele está certo, pois esse é um mercado bilionário que só cresce a cada ano — se esses produtos de fato funcionassem, deveríamos estar observando uma diminuição dos casos de sobrepeso e obesidade, o que não acontece. Na verdade, a cada ano os índices só aumentam. Vale a reflexão.

Quarto passo

Alimentação deve ser uma fonte de prazer, não de culpa!

> *Hoje, quando se fala de culpa, vergonha e castigo, sei que estão falando de comida, e não de sexo.*
> **Sternhell, 1994**

Muitos pacientes, ao chegarem ao consultório, dizem que o grande problema deles é que amam comer. Mas isso está longe de ser um problema! A real questão é que infelizmente hoje em dia o ato de comer está mais relacionado à culpa do que ao prazer.

Comer se tornou algo a ser evitado ao máximo. Isso gera um grande conflito para as pessoas, que precisam do alimento, mas têm "medo" dele. Grande parte desse medo está diretamente relacionado ao sensacionalismo com que a alimentação é tratada hoje em dia, no qual os alimentos aparecem sempre divididos em duas categorias: alimentos "bons" contra os "ruins".

Um dos grandes problemas de se classificar um alimento desse modo é que, quando a pessoa come algo tido como ruim, desperta automaticamente uma sensação negativa, por vezes de culpa, por não ter sido capaz de evitar algo que não faz bem a ela ou aos seus objetivos.

Mas por que comer um pedaço de bolo é encarado quase como um crime hoje em dia? Qual pesquisa demonstra que comer um hambúrguer tomando milk-shake é ruim? Nenhuma, se houver equilíbrio!

Além disso, nossa mente trabalha de um modo muito particular e estamos apenas engatinhando na compreensão de seu funcionamento, mas algumas coisas na área da alimentação, porém, já são bem claras.

Vamos supor que você leia em algum lugar que, para ter saúde, não pode mais comer pão de queijo. Adivinhe sobre o que você vai pensar o dia inteiro? Pão de queijo. E isso pode ocorrer até mesmo com alimentos que a pessoa nem costuma consumir muito, como abacate. Se alguém disser que você não pode mais comer abacate, vai ser difícil parar de pensar na bendita fruta...

Tudo o que é proibido parece se tornar mais interessante aos nossos olhos e paladar. Ao rotularmos um alimento como ruim ou proibido, automaticamente aumentamos seu "valor" em nossa mente. Faz com que a gente sinta uma grande vontade de consumi-lo. E, quando sucumbimos à vontade, o prazer de comer quase sempre virá acompanhado da culpa.

Além disso, quando fazemos alguma coisa que julgamos errada o nosso instinto é agir rápido para acabar logo com aquilo, não é mesmo? Isso também acontece quando a pessoa consome algo que ela acha que não deveria: ela come o mais rápido possível.

Cíntia e o alimento proibido

Cíntia é uma mulher jovem, com seus vinte anos. Quando nos procurou, estava saudável, mas incomodada com seu corpo, pois tinha engordado desde que havia começado a estagiar em um escritório de advocacia. Ela estava habituada a se exercitar, mas agora, trabalhando o dia inteiro e estudando à noite, não encontrava tempo para mais nada. Começou, então, a comprar revistas de dietas e cada semana tentava uma nova, mas nunca com resultados que a deixassem feliz. Em uma dessas tentativas decidiu retirar o chocolate de sua alimentação — afinal de contas, alguém que quer emagrecer "não pode" comer chocolate, um alimento considerado ruim, proibido. Ela estava habituada a sempre comer um chocolate pequeno após o almoço e isso lhe dava um enorme prazer. Ao bani-lo de sua alimentação, sempre que estava almoçando pensava no chocolate e em como seria forte e resistiria bravamente à vontade de comê-lo. Nos primeiros dias conseguiu evitar com sucesso, mas ao final da primeira semana um colega chegou de viagem e deixou caixas de bombons no refeitório do escritório para todo mundo. Quando a avisaram, Cíntia começou a ficar apreensiva e tentou focar no trabalho, mas só conseguia pensar no bombom. Fazia dias que não saboreava um chocolate e decidiu que comer apenas um não faria mal. Foi até o refeitório, pegou um bombom e voltou para sua mesa. Chegando lá, colocou o doce inteiro na boca e o engoliu em segundos. Mal havia sentido o gosto. Tentou voltar a trabalhar, mas não se sentia satisfeita. Voltou ao refeitório e pegou mais dois bombons. O mesmo aconteceu. Ela os engolia rapidamente, como se quisesse se livrar logo daquele martírio. Quando percebeu, já havia comido seis bombons e se sentiu muito frustrada e chateada, pois não conseguira ser mais forte que o chocolate. Indo para a faculdade com o sentimento que havia perdido aquele dia, parou em uma padaria e comprou mais um chocolate, que comeu no caminho. Estava triste. No dia seguinte acordou determinada e decidiu que evitaria qualquer tipo de *trash food* [comida lixo, porcaria], como ela chamava. Sua determinação, contudo, não durou muito, pois adorava esse tipo de alimento.

Infelizmente, Cíntia continuou por muito tempo com esse comportamento que a fazia testar ao máximo sua força de vontade em evitar o que tanto gostava. O problema era que, quanto mais se esforçava, mais difícil era parar de pensar nesse tipo de comida.

....

Essa conduta, lamentavelmente, não é um caso isolado. Você já reparou que, ao mesmo tempo em que as pessoas fazem cada vez mais dietas e buscam estratégias mirabolantes para perder peso, os programas de culinária ocupam enorme espaço na tv e em outras mídias?

As pessoas sofrem diariamente com suas restrições alimentares, querendo ficar mais magras, enquanto veem o chef famoso preparando delícias na tv. Isso é uma loucura, parece até masoquismo... Mas é uma das maneiras como a nossa mente se comporta com relação ao alimento. Quanto mais queremos evitá-lo, mais obcecados ficamos por ele.

A solução para esse caos é simples: *precisamos entender que alimentos proibidos ou ruins não existem.* O que existe é uma alimentação boa e uma alimentação ruim. Um milk-shake ou um pastel podem fazer parte de uma boa alimentação, mas dentro de um equilíbrio, e não como a base alimentar.

Muitas pessoas se questionam quanto ao que seria uma alimentação equilibrada, e, para tentar auxiliá-las, diversas organizações ao redor do mundo criaram guias alimentares. Aqui no Brasil nós temos duas importantes referências, a *Pirâmide Alimentar Brasileira*, de autoria da profa. dra. Sônia Tucunduva Philippi, e o *Guia Alimentar para População Brasileira*, do Ministério da Saúde. Ambos são facilmente encontrados na internet e apresentam abordagens muito interessantes.

Dica 1: Se você tem dúvidas quanto à porção adequada dos alimentos no seu prato, uma boa sugestão é, nas refeições principais (almoço e jantar), dividi-lo da seguinte maneira: metade do prato com verduras e vegetais, ¼ de leguminosas, grãos e amidos, e ¼ de proteína, mais uma porção pequena de fruta. Como na figura a seguir.

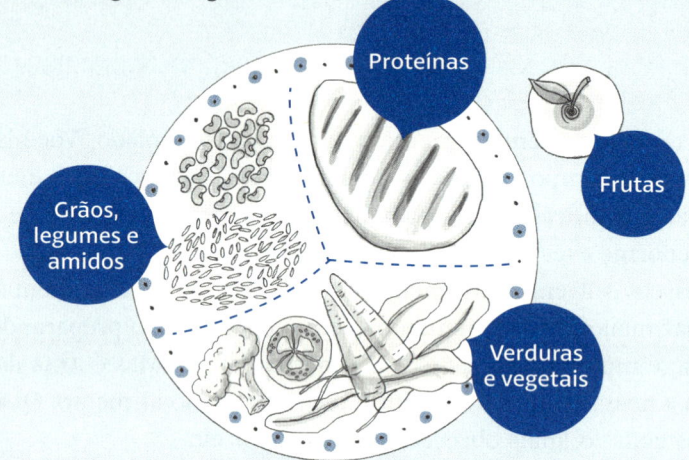

Claro que você deverá se servir conforme sua fome, mas, tendo em mente essa proporção, fica mais fácil escolher o que comer.

Dica 2: Outra coisa importante sobre alimentação é que não existe um único vilão. Temos, isso sim, nutrientes que são de suma importância na alimentação, e entre eles gostaríamos de destacar a proteína. As principais fontes desse nutriente são carnes (boi, frango, porco, peixe); leites e derivados (queijos, iogurtes, coalhadas); leguminosas (feijão, lentilha, grão-de-bico, quinoa, tofu); e ovo (principalmente a clara).

Caso tenha necessidade de realizar lanches intermediários, procure consumir sempre algum alimento desse grupo. No capítulo anterior, passamos uma lista com sugestões de lanches, mas, caso queira optar por outra coisa, é interessante sempre consultar o rótulo dos alimentos e ver se se trata de uma boa fonte de proteína.

Dica 3: Como muitos sabem, a mistura brasileira "arroz com feijão" é muito importante, pois a associação deles fornece uma proteína de alta qualidade. Por isso, inclua essa dupla no almoço e no jantar de sua família.

Muitas pessoas pensam já aplicar esses conceitos no dia a dia. Juram saber que o mais importante é o equilíbrio e que nada é proibido, mas basta uma simples quebra de paradigma para que pensem: "Mas isso pode?".

Isso ocorre principalmente com pessoas que se dão uma falsa permissão. Mesmo sabendo que podem comer de tudo desde que haja equilíbrio, vivem se privando.

Se você é uma das pessoas que constantemente se questionam se pode ou não comer alguma coisa, pense sempre no seguinte: você pode consumir o que quiser, desde que esteja respeitando seu corpo.

Analisando o diário alimentar

Analise no seu diário alimentar se você comeu algum alimento de que gosta muito, mas considera "ruim" ou "proibido". Caso não tenha consumido, tente pensar em como você se sente quando o faz. Se você se lembra de como se sentiu quando o consumiu, responda às questões abaixo:

- Você comeu rapidamente ou conseguiu saboreá-lo?
- Você acabou exagerando no consumo ou comeu o suficiente para se sentir satisfeito(a)?
- Você se sentiu, ou se sente, culpado(a) após esse consumo?

Se você comeu rapidamente, exagerou e/ou se sentiu culpado após o consumo, significa que precisa trabalhar intensamente seu relacionamento com a comida. Neste capítulo e nos próximos esse tema será abordado com algumas sugestões de atividade para melhorar esses aspectos.

Quando entendemos que tudo pode fazer parte de uma alimentação equilibrada, isso nos dá o poder de decidir se determinado alimento é o que queremos de fato comer naquele momento, pois podemos consumi-lo quando quisermos — e isso é libertador!

Um exemplo muito prático disso são as pessoas que vão trabalhar em fábricas de chocolate e podem consumir a quantidade que quiserem. Logo nas primeiras semanas elas costumam se esbaldar, comer muito, mas logo depois o chocolate perde grande parte do apelo e passam a comer chocolate de vez em quando, apenas quando estão com muita vontade. Isso demonstra que, quando temos a liberdade de comer uma determinada coisa a qualquer momento, ficamos mais seletivos.

Agora, pense no seu alimento preferido. Vamos supor que seja batata frita. Imagine comer batata frita todos os dias, no almoço e no jantar. No início talvez você consuma grandes quantidades, mas em pouco tempo essa quantidade vai diminuir até chegar o dia em que você não desejará comer batata frita, pois, por mais que a gente goste de algo, não é sempre que queremos comer aquilo (acredite!).

Esse processo se chama habituação, ou seja, nos tornamos habituados, ou acostumados, com aquilo. Quando isso acontece, algo que antes despertava um enorme interesse acaba se tornando trivial.

Um interessante estudo demonstrou que essa habituação pode ocorrer mais rapidamente se, em vez de apenas comer o alimento, sempre o cheirarmos e o saborearmos lentamente.[1] Sendo assim, se existe algum alimento de que você gosta muito, mas considera proibido, uma das melhores maneiras de aprender a lidar com ele é sorvendo, saboreando cada pedacinho dele, consciente de seus sentidos de fome e saciedade!

No caso de Cíntia, após trabalharmos por alguns meses esses conceitos e o processo de habituação, ela conseguiu melhorar muito a relação não apenas com o chocolate, mas com outros alimentos. Foi difícil, pois no início ela ainda se sentia culpada por comer algo que antes considerava "ruim" em plena terça-feira, mas com o tempo foi entendendo melhor e principalmente percebendo que, mesmo comendo essas coisas, ela estava bem com seu corpo e sua mente.

Sendo assim, gostaríamos de propor uma atividade para melhorar sua relação com os alimentos. É o "mindful eating", algo como "alimentação consciente", ou "atenção plena". Essa atividade pode ser feita com qualquer alimento, desde uma tangerina até um pastel. Caso queira, pode ser uma boa oportunidade de confrontar algum alimento que considera "proibido", mas não se force a isso caso não se sinta confortável.

1. Para começar, providencie o alimento em quantidade suficiente para que você o saboreie. Se for pequeno, como um bombom ou doce, compre algumas unidades; se for chocolate, compre uma barra pequena; uma porção de batatas fritas, e por aí vai. Dê preferência ao alimento que o faça se sentir mais inseguro.
2. Quando for realizar essa atividade, certifique-se de que você esteja com fome, mas não muita, pois, como vimos, a chance de exagero aumenta quando estamos com muita fome.

3. Sente-se em uma mesa sem qualquer distração (música, tv, computador...). Faça essa atividade quando estiver sozinho(a) ou com alguém que tenha os mesmos objetivos.
4. Respire fundo — concentre-se na atividade.
5. Sinta o aroma do alimento.
6. Coloque a primeira garfada na boca. Caso seja algo pequeno, como bombom ou docinhos, morda apenas uma parte.
7. Descanse o talher na mesa entre as garfadas.
8. Resista ao instinto de engolir imediatamente o alimento.
9. Mastigue lentamente.
10. Sinta todos os sabores e texturas do alimento.
11. Pense sobre o que lhe agrada nele.
12. Agora você está pronto(a) para engolir e pegar uma nova porção do alimento.
13. Repita o processo até sentir que está saciado.

Essa experiência se baseia em uma premissa muito simples: você gosta de comer esse alimento? Então, saboreie-o intensamente! Você vai se surpreender com a quantidade de comida necessária para saciá-la(o).

Na correria do dia a dia pode parecer um pouco utópico fazer esse processo todos os dias, mas é fundamental que, sempre que for se alimentar, pare e se concentre nisso. Pelo menos no início. Um jeito prático de desenvolver essa habilidade é através do Desafio das três garfadas (p. 113): você deverá, a cada garfada, respirar profundamente, levar o alimento à boca, mastigá-lo com calma, descansar o talher na mesa, saborear profundamente e, depois das três primeiras garfadas, continuar sua refeição.

Além disso, *sempre que comer algo saboroso, pare e pense: "Que delícia!"*. Quando paramos para fazer isso, nosso grau de satisfação aumenta. Proceda dessa forma com tudo o que consumir e estiver verdadeiramente gostoso: um prato de arroz com feijão fresquinho, um delicioso frango assado, uma salada bem colorida, uma fruta suculenta, uma xícara de chá em um dia frio...

Talvez você se sinta um pouco inseguro ao ficar por perto de um alimento considerado proibido, mas só é possível perder o "medo" de alguma coisa quando a enfrentamos. Além disso, assim como em diferentes áreas profissionais, na nutrição também há várias vertentes; procure um(a) nutricionista especializado(a) em nutrição comportamental, "mindful eating" ou "intuitive eating" que ele(a) lhe auxiliará nesse processo.

Permita-se, mas tenha certeza de que não está comendo "no automático". Aprecie o momento, saboreie cada pedaço daquele alimento e, quando sentir que está ficando satisfeito, pare. Não precisa terminar a porção hoje, pois se você quiser pode comer mais amanhã, e depois de amanhã...

PARA REFLETIR

Em 2004 foi lançado um documentário chamado *A dieta do palhaço* (*Supersize Me*, no título original), que fez muito sucesso. Nele um homem fisicamente ativo e habituado a uma dieta praticamente vegetariana passou um mês sem exercícios e realizando todas as suas refeições em uma famosa rede de *fast-food*. Além disso, sempre que ia comprar comida, se lhe era oferecida a porção extragrande ("supersize", em inglês) de qualquer produto, ele era obrigado a comprar e comer.

De acordo com o documentário, o homem consumiu em média 5 mil kcal por dia, o que é muito. Como resultado, em um mês seu peso aumentou dez quilos, a concentração de colesterol circulante passou de 168 mg/dL para 230 mg/dL e apresentou também piora de diversos marcadores de saúde. Esses aumentos abruptos e intensos impressionaram o mundo.

Antes de comentarmos esse documentário, gostaríamos de traçar um paralelo com outro caso.

Recentemente John Cisna, um professor de ciências dos Estados Unidos, se submeteu a uma experiência parecida. Por um período de três meses ele fez todas as suas refeições na mesma rede de *fast-food*, mas o resultado não poderia ter sido mais diferente. Ele perdeu dezesseis quilos e a concentração de colesterol caiu de 249 mg/dL para 170 mg/dL. Notável, não?

Existem várias diferenças entre esses dois casos, mas quer saber qual foi a principal? O balanço calórico.

No primeiro documentário, um homem saudável, com uma dieta bem natural, começou a comer muito mais e a se exercitar muito menos do que o corpo dele estava habituado. Sendo assim, ele estava em balanço calórico positivo (acredita-se que uma média de 2 mil kcal a mais por dia).

Já no segundo caso o professor de meia-idade estava obeso, sedentário, com diversos exames de saúde alterados. Aqui precisamos destacar outras duas grandes diferenças: esse professor induziu na sua alimentação (através do cálculo de calorias feito pelos alunos) um balanço calórico negativo. Outra grande diferença foi que ele era sedentário e passou a caminhar diariamente por 45 minutos. Ou seja, ele diminuiu o consumo e aumentou o gasto calórico. Resultado: emagrecimento e saúde. Sendo assim, a grande diferença dos dois casos pode ser atribuída ao balanço calórico.

A questão aqui não é fazer apologia de determinada comida ou indicar que alguém siga qualquer um desses exemplos, mas novamente despertar a reflexão.

Hoje em dia todo mundo quer encontrar um vilão, seja as redes de *fast-food*, os refrigerantes, o açúcar, a gordura saturada, e por aí vai. Porém, tudo indica que o problema não é um alimento ou nutriente específico, mas sim o estilo de vida das pessoas: comida demais e movimento de menos.

Por isso, na busca desse novo estilo de vida, além de fazer as pazes com seu corpo, respeitando suas formas corporais, faça as pazes com os alimentos.

Fuja das promessas milagrosas: elas não existem e você sabe disso!

MITOS E PERGUNTAS

Dieta detox (desintoxicante)

Apesar de não ser indicada exclusivamente para o emagrecimento, é uma dieta que costuma ser utilizada para esse fim. Além disso, é indicada para as pessoas que querem ter mais saúde, pois ela teria a capacidade de auxiliar o corpo a eliminar as toxinas geradas pelo consumo de alimentos tóxicos.

O problema dessa prática começa na sua ideia central: ela parte do princípio de que alguns alimentos são tóxicos ao organismo e que, retirando-os da alimentação e incluindo alguns alimentos ou suplementos específicos, o corpo se livraria dessa toxicidade — o que não é verdade.

Outro alicerce desse tipo de dieta é que nosso corpo acumularia essas toxinas. Esse argumento também não procede, pois o fígado e os rins possuem uma excelente capacidade de removê-las, exceto em casos graves de doenças preexistentes. Logo, se você não possui doença alguma, não tem com o que se preocupar.

Queremos deixar bem claro que dietas detox com esses preceitos não têm o menor respaldo científico e que sua hipótese central é completamente equivocada.

Além disso, um aspecto muito negativo desse tipo de prática é que ela induz as pessoas a desenvolverem um comportamento alimentar inadequado, a acreditarem que existem alimentos "tóxicos", "ruins". Logo, para se purificar novamente, elas precisam comer coisas "boas" e "desintoxicantes". Note que isso remete a dois conceitos comuns em algumas religiões: pecado e penitência.

Sabemos que você pode estar pensando: "Ah, mas se consumirmos açúcar ou sal em excesso, isso pode trazer prejuízos à saúde!". Claro que isso é verdade, mas não é o caso de desintoxicar: é o caso de equilibrar!

Assim, pessoas cuja base de alimentação são comidas ricas em açúcares e gorduras de uma hora para outra passam a consumir vegetais. Claro que elas se sentem melhor por terem adotado uma alimentação mais equilibrada e saudável, mas não por estarem se desintoxicando. Analise sua alimentação e tente melhorá-la sem radicalismos.

Além do mais, o consumo em excesso de qualquer alimento pode ser prejudicial à saúde, inclusive de água ou alface! Pense nisso.

Quinto passo
Coma simples!

> Eat food, not much, mostly plants. *(Coma comida, não muita, principalmente plantas.)*
> **Michael Pollan**

Ao mesmo tempo que o alimento ocupa posição central em nossa vida, a maioria das pessoas passou a se ocupar o mínimo possível com ele. A preferência é por coisas práticas, prontas ou que demandem pouco esforço para o preparo.

Nessa busca pela praticidade, a maior preocupação das pessoas é em olhar quantas calorias tem aquele alimento. No entanto, essa estratégia, além de ser extremamente maçante, pouco ajuda, pois acaba causando uma paranoia com a alimentação. Uma pesquisa demonstrou que conhecer o valor das calorias dos alimentos em nada influencia o processo de perda de peso. E é preciso esclarecer que, apesar de o balanço calórico ser uma informação importante, a qualidade do que comemos é bem mais relevante.

Além disso, confiar exclusivamente nas calorias dos alimentos é um erro, pois essa não é uma conta simples: nem tudo o que consumimos é absorvido e, conforme já explicamos, os alimentos podem até ser semelhantes em alguns aspectos, como a quantidade de carboidratos, mas mesmo assim terão efeitos diferentes no nosso organismo, dependendo da composição de nutrientes (proteínas e gorduras), da quantidade de fibras e do momento em que são consumidos.

Já vimos no terceiro passo como seguir nossos instintos e basear a alimentação neles tem sido considerada a melhor estratégia em busca da saúde. Então, *pare de contar calorias e passe a melhorar a qualidade do que consome.* Uma maneira fácil de se conseguir isso é pela técnica do "comer simples", que se refere a consumir os alimentos o mais próximo possível de como eles são encontrados na natureza.

E quando pensamos na qualidade da alimentação hoje em dia, a preocupação aumenta. Há cerca de vinte a trinta anos era raro ter na despensa de casa biscoitos, salgadinhos ou refrigerantes. O consumo desses produtos era esporádico e, quando se queria comer algo do tipo, as mães frequentemente falavam: "Agora não é hora, vá comer comida!". E "ai" dos filhos se não comessem direito, não é mesmo?

Na maioria dos lares havia "hora do almoço" e "hora do jantar". A comida era simples e preparada diariamente. Todos comiam juntos e conversavam sobre o dia. Com a industrialização, começaram a surgir no mercado cada vez mais opções de alimentos prontos para o consumo, muitos deles com diversas promessas de saúde. De um modo geral, podemos dividir os alimentos em três categorias: *in natura*, processados e ultraprocessados.

In natura é o alimento do jeito que ele vem da natureza, como a espiga de milho ou o leite fresco. Um alimento *processado* é uma versão modificada do original, mas na qual grande parte do produto natural é mantida, como o milho em conserva e o iogurte de frutas. Já o *ultraprocessado*, apesar de também ser derivado de um alimento, sofre uma série de modificações e a inclusão de muitos outros ingredientes (geralmente artificiais) no processo de fabricação, como bolo de milho industrializado ou salgadinho de queijo, biscoito de leite...

Uma característica importante dos alimentos processados e ultraprocessados é que ou eles estão prontos para o consumo ou precisam de preparo mínimo, ou seja, são muito práticos. Mas essa praticidade toda tem um custo, pois tem sido comprovada a relação direta entre o consumo excessivo de produtos processados e ultraprocessados e o aumento nos casos de obesidade e de doenças associadas a ela.[1] Ou seja, essa busca pela praticidade está nos deixando doentes, um dos motivos é que a densidade calórica dos alimentos industrializados é muito maior.

Veja este exemplo: um pacote de biscoito recheado tem aproximadamente setecentas calorias. Isso equivale a quase cinco pães franceses ou a quase nove fatias de pão integral. Em uma refeição como o almoço, esse valor calórico seria equivalente a: doze colheres (sopa) de arroz branco, três conchas de feijão, dois filés de frango grandes, salada, legumes e uma fruta de sobremesa.

Na tabela a seguir, adaptada do *Guia Alimentar para a População Brasileira*[2], é possível verificar a diferença entre um alimento processado e um ultraprocessado.

TABELA 5 • COMO DISTINGUIR UM ALIMENTO PROCESSADO DE UM ULTRAPROCESSADO

Características/ exemplos	Produtos processados	Produtos ultraprocessados
Número de ingredientes	Poucos (em geral, dois ou três)	Muitos (em geral, cinco ou mais)
Presença do alimento *in natura*	Alta	Reduzida ou inexistente
Presença de substâncias não naturalmente encontradas em alimentos *in natura*	Ausentes	Frequentemente presentes (gordura hidrogenada, xarope de frutose, adoçantes artificiais e vários tipos de aditivos)
Exemplos	Legumes em conserva, frutas em calda ou cristalizadas, carnes acrescidas de sal, queijos feitos de leite e sal, alguns pães (na dúvida, leia a lista de ingredientes)	Biscoitos, balas, iogurtes com sabor, barrinhas de cereais, salgadinhos, sopas desidratadas, macarrão instantâneo, refrigerantes, pós para refresco...

Fonte: *Guia Alimentar para a População Brasileira*, 2014.

No Brasil, entre os períodos de 2002-2003 e 2008-2009 houve aumento no consumo de alimentos processados e ultraprocessados de mais de 5% entre a população — índice acompanhado de uma queda no consumo dos alimentos *in natura*. Ou seja, as pessoas estão optando principalmente pela praticidade do alimento.

Dica: Priorize produtos *in natura* nas refeições feitas em casa e deixe a praticidade dos outros alimentos para quando estiver na rua.

O fundamental para se conscientizar sobre o consumo desses alimentos é criar um hábito muito simples: antes de comprar qualquer produto industrializado, leia o rótulo.

São muitas as informações contidas nos rótulos, porém, a mais importante para nós é a lista de ingredientes. Nossa legislação estabelece que o fabricante é obrigado a colocar os ingredientes conforme a quantidade utilizada em ordem decrescente. Isso significa que o primeiro item listado é o que aparece em maior quantidade naquele produto, o segundo é o segundo mais presente, e assim por diante.

Vamos utilizar o exemplo de um bolo de laranja industrializado, alimento ultraprocessado, para demonstrar como esses dados são importantes. Se fôssemos fazer em casa, os ingredientes básicos seriam: farinha de trigo, açúcar, ovos, leite, manteiga, laranja e fermento. Agora vamos analisar os ingredientes utilizados por uma marca famosa. Entre parênteses estão nossos comentários:

> Farinha de trigo enriquecida com ferro e ácido fólico (*farinha de trigo branca normal*), ovo integral, açúcar, gordura vegetal, calda de laranja (*não especifica os ingredientes, mas toda calda é feita, no mínimo, com suco de laranja e açúcar. Fique atento: muitos produtos levam essência de laranja e não a fruta, o que significa que você está comendo apenas o sabor da fruta, e não a própria!*), clara de ovo, óleo de milho, glucose (*um tipo de açúcar*), amido modificado (*utilizado como espessante e estabilizante*), farinha de soja integral, sal, emulsificantes (*utilizados para melhorar a consistência do produto*): mono e diglicerídeos de ácidos graxos (INS 471) (*são tipos de gorduras*), monoestearato de glicerina (INS 471) (*é um tipo de cera produzida de gordura animal*) e lecitina de soja (INS 322) (*gordura extraída da soja*), umectante (*garante a umidade, maciez do produto*), sorbitol (INS 420) (*da família dos adoçantes não calóricos, confere sabor doce*), fermentos químicos: bicarbonato de sódio (INS 500 II) e pirofosfato ácido de sódio (INS 450 I), conservadores (*inibem o crescimento de fungos e bactérias, aumentando o tempo de prateleira*): propionato de cálcio (INS 282) e ácido sórbico (INS 200), aromatizante e acidulante: ácido cítrico (INS 330).

O que você acha desse produto agora que sabe quais são seus ingredientes? Infelizmente esse não é o único: algo semelhante se repete em quase todos os alimentos industrializados. Quando puder, vá até a despensa de sua casa e avalie o rótulo dos produtos que você costuma comprar. Será uma atividade reveladora, ou melhor, um tanto assustadora.[3]

Analisando o diário alimentar

Vamos agora verificar como está seu consumo de alimentos *in natura* versus processados versus ultraprocessados. Para isso, destaque em seu diário alimentar (colorindo ou grifando) todos os alimentos processados e ultraprocessados consumidos. Utilize cores diferentes para cada tipo, assim será mais fácil enxergar a proporção de cada um deles. Você acha que a proporção está adequada?

Lembre-se: os alimentos *in natura* devem ser a base da nossa alimentação. Os processados devem ser consumidos com moderação e os ultraprocessados apenas de vez em quando, não diariamente.

Você consumiu algum alimento processado e/ou ultraprocessado que poderia ser substituído por um *in natura*? Pense em possíveis opções de trocas (aqui você pode utilizar nossa lista de sugestões de lanches do terceiro passo, pp. 116-117). Por exemplo: trocar uma barra de cereais ou um biscoito por fruta e/ou iogurte, ou trocar bebidas prontas por fruta, leite com fruta ou cereal integral.

Agora, entre os alimentos ultraprocessados que você consumiu nesse período, escolha alguns e analise o rótulo deles. Caso não tenha mais a embalagem em casa, é muito fácil encontrar o rótulo na internet. Basta procurar pelo nome do produto + ingredientes. Agora analise esses ingredientes, lembrando que a ordem deles significa a quantidade presente. Após a análise, você considera que esses produtos sejam boas opções ou há melhores no mercado?

Sabendo da importância de uma alimentação baseada em produtos *in natura*, Michael Pollan, escritor norte-americano e defensor da alimentação simples, listou em seu livro *Regras da comida* alguns "mandamentos" que todos deveriam seguir. Veja alguns deles:

NÃO COMA NADA QUE SUA BISAVÓ (OU TATARAVÓ) NÃO RECONHECESSE COMO COMIDA

Já imaginou a reação da sua bisavó caso ela sentisse fome e alguém oferecesse a ela uma barrinha de cereais? Acredito que a primeira reação seria analisar, estranhar e, por fim, negar dizendo que esperaria para chegar em casa e comer algo de verdade, não é mesmo? Podemos aplicar esse exemplo para a maioria dos produtos ultraprocessados, como cereais matinais, bolos prontos, biscoitos, refrigerantes... Claro que existem algumas marcas mais naturais e de boa qualidade no mercado, mas ainda são minoria e, normalmente, bem caras.

EVITE ALIMENTOS QUE CONTENHAM INGREDIENTES QUE VOCÊ NÃO UTILIZA NA SUA COZINHA

Por que vou consumir um produto que contém um aditivo que eu jamais utilizei ou vi para vender no mercado?

Você usa benzoato de sódio, metabissulfato de sódio, goma guar ou nitratos para cozinhar? Esses aditivos têm o objetivo de conservar melhor os produtos (aumentar o tempo de prateleira), dar consistência e até mesmo realçar o sabor (que, a princípio, nem seria tão gostoso assim). Se você não os usa na sua cozinha, não deixe que outros os utilizem por você. Regra simples e que faz total sentido, não acha?

SÓ CONSUMA ALIMENTOS QUE VÃO APODRECER

Alimento bom é aquele que estraga e, de preferência, rapidamente (salvo raras exceções, como o mel). Essa regra pode parecer estranha em um primeiro momento, mas vamos pensar em alguns produtos industrializados. Como eles podem durar seis meses ou um ano sem estragar? Quanto tempo dura um produto *in natura*? Uma semana, quinze dias...

Um dos maiores interesses da indústria alimentícia é aumentar o tempo de prateleira dos seus produtos. Assim, em vez de o alimento estragar rapidamente e gerar um prejuízo à empresa, eles o manipulam, acrescentando uma série de ingredientes e substâncias (sal e açúcar são excelentes conservantes e a indústria alimentícia os utiliza muito para esse fim) para que possa durar meses ou anos. Muitos daqueles aditivos na lista de ingredientes são justamente para isso.

Mas esses produtos não são inofensivos, por isso devem ser consumidos com moderação. Embora para a maior parte das pessoas eles não ofereçam grande risco, alguns aditivos estão relacionados a alergias, problemas renais e até mesmo ao aumento do risco de câncer. Por isso, quando for fazer as compras de casa, olhe a validade dos produtos e tenha isso em mente.

COMA TODO O *FAST-FOOD* QUE QUISER, DESDE QUE VOCÊ O TENHA PREPARADO

Como comentamos no quarto passo, não existem alimentos "bons" ou "ruins"; há alimentos que devem ser consumidos em maior ou menor quantidade. Se seguir seus instintos você pode consumir o que quiser, até mesmo o famoso *fast-food*.

Um grande problema desses alimentos é que normalmente nós nem sabemos como são feitos. Aquele hambúrguer famoso diz ser 100% carne bovina, mas é acrescido de outros compostos para aumentar o prazo de validade. A batata frita utilizada em muitos restaurantes é, na verdade, um composto de batata processada com farinha branca. A batata congelada, já cortada, embalada e pronta para o preparo, é pré-frita e, mesmo que seja assada em casa, a gordura já está nela. Os famosos nuggets de frango normalmente são feitos de uma mistura de diversas partes da ave, como cartilagem, pele e carne. Ou seja, nem sempre estamos consumindo o que pensamos.

Por isso, quer comer um hambúrguer ou batata frita? Faça em casa, de preferência quando tiver companhia. Compre a carne moída, acrescente temperos frescos e grelhe, asse ou até mesmo frite! A mesma coisa para a batata frita: compre as batatas, corte-as e frite-as, ou, ainda melhor: lave-as bem, corte-as em tiras com a casca, jogue um pouco de azeite e ervas e leve ao forno. Ficam deliciosas e crocantes e bem menos calóricas. Preparar os alimentos em casa é uma ótima atividade para reunir a família ou os amigos. Além do prazer proporcionado pelo bem-estar social, a refeição será muito mais saudável.

Todas essas regras nos mostram, enfim, que é fundamental sabermos a procedência do que estamos consumindo e, para isso, mais importante do que ficarmos preocupados com quantas calorias aquele alimento possui é sabermos a qualidade dele.

Sabendo da importância de uma alimentação com base em comida "de verdade", veja o que é possível modificar na sua rotina e na de sua família para aumentar o consumo de produtos *in natura*, restringir os processados e ainda mais os ultraprocessados, que devem ser consumidos esporadicamente.

MITOS E PERGUNTAS

Comer carboidrato à noite engorda?

Uma das perguntas mais frequentes dos pacientes que querem emagrecer é se eles devem restringir a quantidade de carboidratos à noite. Nesse terrorismo nutricional, comer macarrão, batata ou pão é praticamente um pecado... depois das seis da tarde, então, é pior que cometer um crime!

Essa retirada é muito famosa e pode funcionar, desde que você não a compense, caloricamente, com outro alimento. Sendo assim, se antes você jantava um prato de arroz, carne e salada, por exemplo, e passou a comer apenas a carne e a salada, a redução no consumo calórico pode favorecer o emagrecimento. No entanto, se não houver essa redução calórica não há evidências científicas que suportem essa retirada por causa do horário ou porque você vai dormir depois.

Um estudo realizado com policiais israelenses obesos analisou o efeito do horário de consumo de carboidratos em uma dieta para emagrecimento. Um grupo consumiu grande parte dos carboidratos da dieta à noite e o outro tinha uma dieta equilibrada durante o dia. Após seis meses foi verificado que o grupo com carboidrato apenas à noite emagreceu tanto quanto o outro, na verdade até um pouco mais, mas essa diferença não é clinicamente significativa.

Além disso, se você costuma se exercitar antes do jantar, essa retirada passa a ser não recomendada, pois o consumo de carboidratos após o treino é muito importante. Por isso, não precisa ficar se privando, seja durante o dia ou à noite. Até mesmo porque RESTRIÇÃO GERA COMPULSÃO e, quanto mais você tenta evitar algo, mais obcecado por aquilo tende a ficar.

E da próxima vez que for jantar em um restaurante, siga seus instintos, coma seu macarrão com molho de tomate e durma feliz e tranquilo. A melhor solução é consumir os alimentos de modo equilibrado, mantendo uma alimentação simples e mais natural possível. Isso, sim, vai lhe trazer ótimos resultados.

Sexto passo
Não desconte suas emoções na comida. (O.k., só de vez em quando!)

> *Na vida precisamos de tudo com moderação... inclusive moderação.*
> **Julia Child**

A alimentação é uma parte importante do convívio social. Quando algo bom acontece, nós *come*moramos, celebramos comendo. Afinal de contas, ao redor de uma mesa todos ficam ainda mais felizes!

Isso ocorre porque a comida estimula no cérebro a liberação de um potente neurotransmissor, responsável pela sensação de recompensa e prazer, a dopamina. Por isso, quando comemos algo gostoso, sentimos prazer e o associamos diretamente àquele alimento.

Um fator que pode deixar o efeito da dopamina ainda mais forte é quando associamos a comida a alguma memória afetiva. A avó que sempre tinha um quitute fresquinho quando você ia visitá-la, a sensação de raspar o pote de massa crua de bolo com os dedos, o almoço em família com todos felizes ao redor da mesa, chegar em casa em um dia frio e tomar uma xícara de chá quentinho ou saborear um delicioso sorvete em um dia de calor. Nesses exemplos temos não apenas o prazer que o alimento proporciona, mas o da situação como um todo.

Todos nós temos ao menos uma memória afetiva (ou muitas) relacionada a algum alimento. E mesmo anos depois, quando nós o consumimos, ele possui o poder de nos remeter imediatamente àquela situação prazerosa, mesmo que inconscientemente. Isso explica por que em alguns momentos de desconforto temos uma vontade súbita de comer algo específico e especial, pois esse alimento nos remeterá a emoções positivas — o que é muito bom. O problema é quando passamos a comer para lidar com questões do nosso dia a dia.

Por isso, antes de iniciarmos a parte sobre alimentação, pedimos que você preenchesse um questionário sobre suas atitudes alimentares. Com ele já foi possível identificar algumas dificuldades que você possui no relacionamento com a comida.

No terceiro passo, abordamos como é importante estar conscientes de nossa fome e que ela deve ser o principal motivo para comermos. Apesar disso, além das questões afetivas já mencionadas, existem várias outras razões para nos alimentarmos.

Veja com quais delas você se identifica:

- Ansiedade.
- Sono.
- Estresse.
- Nervosismo.
- Tristeza.
- Felicidade.
- Tédio.
- Porque você precisa ficar acordado.
- Porque é gostoso.
- Porque está na geladeira e vai estragar.
- Porque você não pode deixar nada sobrando no prato.
- Porque está calor... então vou tomar um sorvete ou suco.
- Porque está frio... nada melhor que um chocolate quente para aquecer.

Como vimos, a comida tem uma função muito maior do que alimentar nosso corpo: ela alimenta também a nossa alma. Sendo assim, quando você está cansado, estressado ou triste, é normal que queira comer algo específico, que reconforte. O sinal de alerta é quando a pessoa passa a utilizar o alimento como resposta para determinados problemas.

Outro fator que aumenta a sensação de prazer provocada pelo alimento são as dietas restritivas. Pessoas que fazem esse tipo de dieta apresentam uma amplificação desse sinal ao comerem algo considerado "proibido" ou "ruim".

Já apontamos neste livro que a restrição gera compulsão. O aumento na sensação de recompensa, de prazer, está diretamente relacionado a isso, pois quando a pessoa come algo de que gosta, mas é proibido, o cérebro fica muito mais estimulado, o que causa uma enorme sensação de prazer. Isso pode fazer com que algumas pessoas continuem comendo para manter essa sensação e fiquem mais suscetíveis a um exagero alimentar ou até mesmo a um episódio de compulsão.[1]

Esses resultados reforçam que tratar a alimentação apenas como calorias e nutrientes é uma visão extremamente simplista. O comer envolve muito mais que carboidrato, proteína e gordura. *Você não come apenas nutrientes, você come alimentos, e a escolha deles não é uma questão estritamente racional, mas também emocional.*

Alguns pacientes relatam que às vezes têm uma vontade enorme, uma fissura, de comer algo específico. Essa vontade aparece em momentos nos quais eles identificam alguma emoção subjacente, mas às vezes sentem uma vontade incontrolável mesmo quando reconhecem estar bem. Algumas pessoas até dizem que são "viciadas" em chocolate ou em algum outro alimento. Estudos indicam que essa pessoa estaria em busca da sensação de prazer e recompensa causada por esse consumo, ou seja, ela está "viciada" na sensação proporcionada ao comer aquele alimento.

Na verdade, apesar de as pessoas dizerem ser viciadas, há uma vasta discussão, ainda contraditória, sobre o fato de a comida ser ou não capaz de levar ao vício. Isso porque, apesar de alguns alimentos agirem no cérebro nos mesmos locais que álcool e drogas, pesquisas apontam que, quando a pessoa come o alimento pelo qual tem a fissura, isso diminui as chances de uma nova intercorrência — ao contrário do que ocorre com substâncias psicoativas, das quais os viciados sempre querem mais. Além disso, de modo oposto ao que acontece com álcool ou drogas, sem alimento não se vive.

Pense agora: quantas vezes você conheceu alguém que apresentava fissura ou se dizia viciado por maçã ou tomate? Difícil, não é? Justamente por que esses alimentos são considerados "bons", e a fissura ocorre em especial por alimentos considerados "ruins" e "proibidos" (o "vício" por açúcar e por chocolate é o mais comum).

Evitar um alimento de que gostamos muito é uma enorme fonte de estresse. Então as pessoas criam regras, como: comer uma vez por mês, apenas em festas, só de sábado, ou apenas se ela se exercitar. Essas regras autoimpostas, entretanto, não funcionam. Qual o problema de comer algo que você adora se é uma quarta-feira? Por que esperar até sábado? E se no sábado você não tiver vontade, vai comer só porque "pode"?

Às vezes desejamos comer algo específico, e você não precisa esperar até o sábado (só porque no sábado é permitido) para saboreá-lo. Na verdade, fazer isso pode ser pior. Pesquisas mostram que ignorar a vontade por algum alimento específico só aumenta as chances de uma perda de controle ou até mesmo de compulsão ao comê-lo. Lembre-se do caso da Silvia, que amava doces, mas passou a restringi-los e tornou-se ainda mais obcecada por eles (p. 57).

Além disso, pessoas que controlam demais a alimentação são mais suscetíveis a esses sintomas que as demais. E o problema só aumenta, pois cada vez mais aparecem estratégias para perder peso rápido que proíbem um ou mais tipos de alimentos.

Uma dieta praticada ultimamente é o "dia do lixo". Essa estratégia consiste em comer tudo o que a pessoa quiser em um único dia da semana e se controlar nos demais. Não importa quantidade ou qualidade, por isso o nome "lixo". Após tudo o que comentamos sobre comportamento alimentar, você já deve ter percebido que essa conduta está longe de ser minimamente adequada. Para começar, ela não possui respaldo científico de sua eficácia — mesmo se houvesse, que tipo de transtorno isso não cria na pessoa? É praticamente uma compulsão alimentar programada na qual, mesmo que a pessoa não esteja com fome ou com vontade de comer naquele dia, ela vai se esbaldar apenas porque é permitido. Ela trata o alimento como um prêmio: "Se você se comportar durante a semana inteira, pode comer o que quiser hoje". Ou seja, o respeito às necessidades do corpo e da alma é completamente ignorado. Fuja disso!

Uma das melhores explicações do que é um comportamento alimentar adequado é de autoria da pesquisadora da área Ellyn Satter.

Ter um comportamento alimentar adequado é ser capaz de:

- comer quando você está com fome e continuar comendo até ficar saciado;
- parar de comer quando estiver satisfeito e não simplesmente porque acredita que deveria;
- usar alguma restrição na seleção de alimentos, mas sem ser tão restritivo a ponto de não comer o que for prazeroso;
- se permitir comer às vezes porque você está feliz, triste ou chateado, ou apenas porque é tão gostoso;
- deixar um pouco de comida no prato porque você pode comer mais amanhã ou, então, comer mais agora porque o alimento é ainda melhor quando está fresco;
- comer em excesso, às vezes, e depois se sentir estufado e desconfortável;
- comer a menos, de vez em quando, desejando ter comido mais;
- confiar que seu corpo conseguirá corrigir os errinhos da sua alimentação.

Alimentar-se normalmente requer um pouco do seu tempo e atenção, mas também ocupa o lugar de apenas uma área importante, entre tantas, de sua vida. Resumindo, o "comer normalmente" é flexível e varia em resposta às nossas emoções, nossa rotina, nossa fome e nossa proximidade com o alimento.[2]

Com isso, podemos entender que, sim, devemos comer quando temos fome, mas também podemos, e devemos, abrir exceções na nossa vida. Aquele jantar em um restaurante que você adora, uma festinha de criança, um bolo feito na hora...

Exageros fazem parte da vida. Não somos máquinas inertes e estamos sujeitos às oscilações de humor e vontades. Parar de comer quando se sente muito cheio ou comer mesmo sem ter fome é normal, às vezes, mas merece atenção se isso ocorre em muitas refeições, ou em todas elas. A questão é perceber se esses momentos que deveriam ser uma exceção estão se tornando a regra. Se isso acontece frequentemente, é preciso entender os motivos que levam você a se comportar assim.

Entre meus pacientes, percebo que as maiores dificuldades estão relacionadas a três sentimentos: tristeza, estresse e tédio. Eles tiram a pessoa do seu equilíbrio habitual e fazem com que ela busque conforto ou prazer no alimento.

Ao chegar para a consulta, um advogado uma vez me disse: "Então é você que vai tirar minha única fonte de prazer na vida?". Ele estava tão consumido pelo estresse que comia o dia inteiro, sem parar. Comia em resposta a qualquer situação não programada no seu dia e, morando em uma cidade grande e sendo um advogado criminalista, o que mais havia em sua rotina eram imprevistos.

Além disso, a maior parte das pessoas que atendemos trabalha em tempo integral, às vezes mais de onze horas por dia. É fácil perceber que isso se torna uma grande fonte de estresse e tédio. Trabalhar o dia inteiro, muitas vezes sentado à frente do computador, faz com que, em determinado momento, tudo o que a pessoa queira seja uma pausa e, em muitos escritórios, a cafeteria/lanchonete acaba sendo o refúgio.

Se a pessoa está entediada, no entanto, ela precisa arrumar algo para lidar com essa sensação que não seja a comida. Dar uma volta rápida, conversar com um colega, beber água, sair um pouco para tomar um ar, navegar na internet, ver um vídeo engraçado. Isso também serve para quem está em casa entediado e vai direto para a cozinha procurar algo, utilizando a comida como uma "muleta".

O que acontece hoje é que, com todas as exigências/obrigações da nossa rotina, nós nos desacostumamos a lidar com frustração, angústia e ansiedade, e a comida se tornou uma resposta rápida, pois dá prazer imediato. Comer é uma atividade muito prazerosa e assim deve continuar sendo, não uma resposta aos nossos problemas. É muito difícil sair desse ciclo enquanto a pessoa não entender o que realmente está sentindo naquele momento e tomar uma atitude adequada.

Uma das frases de que mais gosto é: "Emoção entendida não vira comida". A questão é que hoje em dia as pessoas têm dificuldade em interpretar o que sentem. Isso é trabalhoso e, muitas vezes, perturbador. O comer silencia — ao menos momentaneamente — esse sentimento, seja ele qual for.

Para sair desse ciclo existem algumas perguntas fundamentais para lhe ajudar a entender a razão pela qual você come e a forma de lidar com isso antes de começar a comer. Contudo, é muito importante ressaltar que em muitos casos a ajuda de um psicólogo e/ou psiquiatra especializado é essencial. Cabe a cada pessoa tentar reconhecer suas necessidades.

O que estou sentindo agora? Fome, tédio, tristeza... (a lista de motivos na p. 142 pode ajudar a encontrar a resposta).

Do que eu preciso para melhorar isso?

Se você está se sentindo triste, sozinho:
- Ligue para alguém de quem você gosta.
- Pense em atividades que lhe dão prazer (jogos, brincadeiras, assistir a um filme ou seriado).
- Entre em sites de humor na internet, pois nada como uma boa risada para melhorar o astral.
- Vá dar uma volta e respirar um pouco de ar fresco, principalmente se o dia estiver ensolarado. O sol faz um bem enorme para a saúde e a alma!

Se você está ansioso, além das opções acima uma boa alternativa é realizar atividades físicas, como:
- Caminhada vigorosa.
- Corrida.
- Pular corda.
- Dançar.
- Exercícios de lutas (judô, boxe, muay thai...). Aproveite esses momentos e imagine a causa do seu estresse enquanto dá chutes e socos. Se não quiser ir a alguma academia especializada ou se está sem dinheiro para isso, na internet existem vários vídeos gratuitos de aulas. Apenas tenha cuidado para não se empolgar demais nos movimentos e se machucar!
- Se não for possível se exercitar, tente relaxar. Respire profundamente dez vezes e depois faça algo que seja prazeroso (exceto comer).

Se está exausto e precisa ficar acordado, em vez de comer:
- Tome uma xícara de chá preto ou de café fresco (preferencialmente sem adoçar, pois, além das calorias, o açúcar pode diminuir as propriedades benéficas de algumas bebidas).
- Tome um banho quente e revigorante.
- Acenda velas e incensos. Cheiros que não sejam de comida ajudam também a controlar a fissura. Perfume sua casa e o seu escritório!

Se você está entediado, todas as alternativas anteriores tendem a ajudar, mas você também pode:
- Ler um bom livro.
- Começar aquele curso que você sempre quis e postergou. De inglês ou outras línguas, corte e costura, paisagismo, design de interiores... (existem várias opções na internet, inclusive gratuitas).
- Começar uma coleção de algo que você sempre quis, mas nunca teve tempo para se dedicar.
- Tirar fotos.
- Aprender a cozinhar. A proximidade com o alimento aumenta nossa satisfação, lembra? Se você já cozinha, procure receitas diferentes, exóticas.
- Cuide de você: faça manicure, hidratação no cabelo, limpeza de pele...

ATITUDES QUE FAZEM A DIFERENÇA!

Além dessas dicas, existem algumas estratégias que ajudam muito na "hora da fissura" e valem para qualquer momento.

Jogue um jogo

Há uma teoria que sustenta que uma das causas do desenvolvimento da fissura é o imaginário. A teoria EIT, do inglês "Elaborated Intrusion Theory", postula que essa fixação se inicia a partir de uma memória sensorial relacionada a emoções, estimulada por algum fator intrínseco ou extrínseco. Desse modo, realizar uma atividade que afete a concentração poderia diminuir a fissura ou cessá-la.

Para testar essa hipótese, um estudo muito interessante foi conduzido com dois grupos de pessoas: as que tinham fissuras frequentes e as que não tinham. Ao chegar para o teste, elas preenchiam questionários e davam uma nota para a intensidade da fissura que sentiam naquele momento. Em seguida, uma parte dos participantes jogou Tetris (jogo no qual diferentes formas de blocos vão caindo e precisam ser encaixados da melhor maneira possível) por três minutos e depois refez os testes iniciais. Essa atividade foi capaz de diminuir em 24% a intensidade da fissura alimentar,[3] e qualquer jogo que exija a sua concentração pode ter esse mesmo efeito.

Movimente-se

Sim, mais um dos inúmeros benefícios da atividade física é diminuir os episódios de fissura. Estudo realizado com mulheres com fixação por chocolate demonstrou que caminhar vigorosamente por quinze minutos diminui significativamente essa vontade.[4]

Além disso, como vimos antes, a prática regular de atividade física tem excelente efeito no tratamento (sim, tratamento!) contra depressão, estresse e ansiedade. O que você está esperando para começar hoje mesmo a colocar mais movimento na sua vida?

Faça o exercício do Comer consciente

Muitas vezes as pessoas que têm fissura por algo e vão comer o fazem em questão de segundos. Parece que aquela é uma atitude ruim. Mas faz sentido para você comer algo de que gosta tanto em poucos segundos? Não deveríamos tentar prolongar esses momentos de prazer?

Já foi comprovado que sentir o aroma e mastigar lentamente, saboreando o alimento, contribui para diminuir a fissura. Por isso, quando for comer alguma coisa que adora, compre uma unidade e coma em um local tranquilo, tentando ao máximo seguir os passos do Comer consciente ou o minidesafio das três garfadas (p. 113).

Identifique seu momento

Se você sente que está em uma fase de maior vulnerabilidade emocional e sua resposta sempre foi a comida, evite tê-la em casa nesses momentos, pois só causará mais estresse e insegurança.

Por mais que seja importante aprender a lidar com o alimento, precisamos saber identificar o melhor momento de fazer isso — dificilmente será durante uma crise. Não adianta achar que é uma simples questão de autocontrole. Não é nada simples, por isso, não se force a uma situação que poderá te levar a ultrapassar seus limites. Dê um passo de cada vez.

Permita-se satisfazer as vontades e necessidades do corpo.

Permita-se seguir seus instintos e sua intuição.

E, acima de tudo, permita-se encontrar o prazer em outras áreas de sua vida que não apenas a alimentar.

Tire alguns minutos para pensar e liste abaixo coisas que você gosta de fazer que não estejam relacionadas com comida. O que faz você feliz?

_____
_____
_____
_____
_____
_____
_____
_____
_____
_____
_____
_____

MITOS E PERGUNTAS

O "estômago da sobremesa" existe?

A resposta é: sim! Às vezes a pessoa mal consegue terminar o prato principal de tão saciada que está, mas quando chega a sobremesa, tudo muda...

Se você é uma daquelas pessoas que amam uma sobremesa, já deve ter passado pela seguinte experiência: mesmo depois de se sentir plenamente satisfeito com a refeição principal, quando lhe oferecem a sobremesa parece que seu estômago (que estava cheio) instantaneamente abre um espacinho (ou espação) para o doce.

Duas hipóteses parecem atuar em conjunto para explicar esse fenômeno: quando a pessoa vê a sobremesa, o cérebro estimula a liberação de hormônios do prazer que superam os efeitos dos hormônios da saciedade. Ao ver a guloseima, o estômago se expande, criando mais espaço (pode chegar a quinhentos mililitros de aumento de volume)[5] e permitindo, assim, que a pessoa coma mais.

Se você ama doces, uma dica importante para que continue saboreando sua sobremesa sem exageros é: se vai fazer a refeição em algum lugar no qual você sabe que haverá sobremesa de que gosta muito e sabe que vai saboreá-la, coma menos no prato principal, principalmente menos carboidratos, uma vez que praticamente todas elas são compostas desse nutriente. Aproveite para comer bastante salada crua para diminuir o efeito do açúcar no organismo. Assim você garante que naquela ocasião especial comerá o que tanto gosta, ficando satisfeito e em equilíbrio com seu corpo.

Sétimo passo
Assuma o controle e aprecie suas conquistas!

Infelizmente, vivemos em uma época na qual o que dignifica o ser humano é o trabalho, e não as suas relações. Fomos criados para ser bem-sucedidos e, nessa busca, algumas pessoas acabam deixando o próprio bem-estar em segundo ou terceiro plano.

Paulo, o *workaholic*

"Já se passaram Natal, Ano-Novo, Carnaval e Páscoa, daí percebi que não tinha mais desculpas para adiar a consulta e vim." Foi assim que Paulo iniciou nossa conversa. Tinha 36 anos de idade e estava com obesidade visceral. Mal teve fôlego para levantar da sala de espera até o consultório. Estava sedentário há tanto tempo que qualquer movimento para ele já era algo intenso. Sua rotina era ficar o dia inteiro sentado em casa ou no escritório. Pedia comida *delivery* para o almoço e comia na frente do computador. À noite, jantava assistindo à TV.

Ele fazia questão de deixar claro que era uma pessoa muito ocupada. Não podia parar nem para comer, nem para se exercitar. Fim de semana era o momento de relaxar e ele "não iria desperdiçá-lo indo para a academia". A conversa foi muito dura, pois ele sempre tinha respostas para tudo:

"A hora do almoço é o único momento em que consigo ver as notícias."

"O que mais gosto no meu dia é chegar em casa e relaxar vendo TV. Trabalhei o dia inteiro, eu mereço."

"Odeio fazer exercícios."

"Se eu subir as escadas no meu trabalho, vou ficar suado."

> "Chego muito cansado em casa à noite para ainda ter que subir escadas... ou ir para a academia."
>
> "Não tenho tempo para parar e comer nada no meio da tarde."
>
> E isso continuou por grande parte da consulta, ao que retruquei: "Mas então, por que veio até aqui?". Isso foi o suficiente para desarmá-lo. Entregou seus exames de sangue, totalmente alterados, e disse que sua esposa estava grávida do primeiro filho. Tinha 36 anos, mas parecia que tinha mais de sessenta. Ele disse que queria poder brincar com o filho e vê-lo crescer, mas sabia que do jeito que estava não iria conseguir.
>
> Comentei que ele tinha um excelente motivo para mudar, mas que para conseguir isso ele precisava... mudar!
>
> Conversamos sobre estilo de vida e como aumentar a quantidade de movimento na rotina. Ele optou por iniciar com aulas de pilates e contar passos — para isso comprou um pedômetro, aparelho simples que conta o número de passos dados —, e colocamos como meta inicial dar 6 mil passos por dia. Além disso, escolhemos algumas opções de *delivery* para o almoço e estabelecemos que ele reservaria de dez a quinze minutos para realizar as refeições sem distrações. O mais importante é que ele entendeu que precisava de mudanças mais fáceis de se tornarem permanentes. Quatro semanas (e dois encontros) depois, ele havia perdido cinco centímetros de circunferência abdominal, caminhava 8 mil passos por dia e seu rosto cansado apresentava mais vigor — e isso foi apenas o começo.

Independente dos fatores que contribuíram para o ganho de peso corporal, nós possuímos as ferramentas e o conhecimento necessários para a mudança. Somos responsáveis pelas escolhas que fazemos e pelo modo como elas influenciam nossos resultados. Para termos sucesso, precisamos saber identificar quais as principais dificuldades a fim de solucioná-las. Com este livro, queremos auxiliá-lo no processo de perceber como você lida com o seu corpo e com a comida.

Toda mudança é difícil, mas tente analisar se você não está fazendo dos seus problemas algo maior do que eles de fato são, ou se não está "terceirizando" a culpa. Isso significa procurar motivos, ou melhor, dar desculpas para continuar do jeito que está. Qualquer coisa vira uma razão para não se exercitar: o(a) namorado(a), o período menstrual, o humor, o filho, o trabalho, o clima... mas a responsabilidade nunca está em você.

A principal desculpa das pessoas é a falta de tempo, mas um estudo publicado em 2013 revelou que os brasileiros gastam em média vinte horas por semana em frente à TV. São quase três horas por dia que poderiam ser utilizadas para uma infinidade de coisas. Aliás, não precisaria nem de todo esse tempo, ou seja, você faria seu exercício e ainda poderia gastar um tempinho assistindo à TV. Não precisaria se privar de nada!

Assuma sua rotina e programe-se! Já demos muitas dicas de como trazer mais movimento para a sua rotina e melhorar sua alimentação. Demonstramos que você não precisa ir à academia (a menos que goste) ou ficar uma hora se exercitando para ser saudável. Discutimos também como ter uma alimentação equilibrada é muito mais fácil do que se imagina.

Outro modo de terceirizar a culpa é achar que o problema está em outra coisa, como um alimento ou nutriente específico, e não nas suas atitudes. E infelizmente esse comportamento é reforçado pela mídia e pela indústria alimentícia.

Um bom exemplo são os alimentos da moda, ou "superalimentos". Podemos destacar: quinoa, chia, linhaça, goji berry, golden berry, mirtilo, óleo de coco, kamut, sorgo, edamame, sal do Himalaia, amaranto... Alimentos de que até pouco tempo atrás nunca tínhamos ouvido falar, mas que agora são de consumo obrigatório para se ter saúde. Mas será mesmo? Claro que a variedade na alimentação é importante e que esses produtos contêm propriedades interessantes, mas todos os alimentos frescos possuem propriedades excelentes. O que testemunhamos hoje é um grande exagero.

Veja o gráfico a seguir. É uma sátira que, com muito bom humor, reflete exatamente esse terrorismo nutricional que estamos vivendo.

AS COMIDAS MAIS PERIGOSAS SEGUNDO OS EXPERTS EM DIETAS

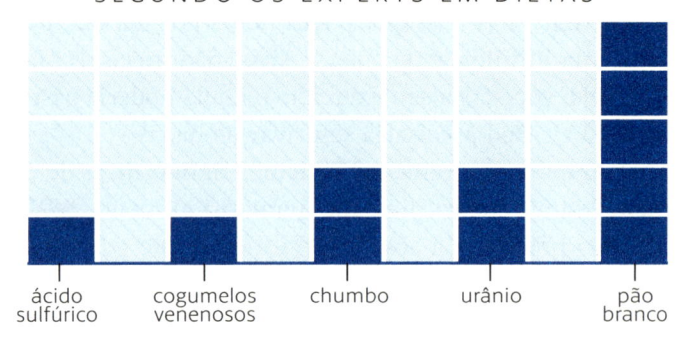

(ácido sulfúrico | cogumelos venenosos | chumbo | urânio | pão branco)

A verdade é que as pessoas gostam de pensar que o problema não está nas atitudes ou no estilo de vida delas, mas sim em outros fatores. Assim, quando sai uma notícia de que existe um novo vilão da alimentação e do emagrecimento, como o glúten, as pessoas logo pensam: "Ah, então é por isso que estou engordando!". Mas vamos esclarecer algumas coisas:

Glúten

O glúten é uma molécula complexa formada por duas proteínas, gliadina e glutenina, e é encontrado principalmente em alimentos como trigo, centeio, cevada e cuscuz. No entanto, existem outros produtos (aveia, achocolatados, cereais, queijos, castanhas...) que não contêm glúten em sua composição, mas podem ser "contaminados" por serem manipulados nos mesmos equipamentos que produzem os alimentos com glúten.

A retirada de glúten da alimentação para emagrecimento é muito discutida, mas, para entendermos melhor qual o verdadeiro problema relacionado com o consumo dessa substância, vejamos o que é a doença celíaca.

Pessoas com essa doença possuem reações imunológicas exageradas ao glúten, o que faz com que o corpo delas apresente reações como dores abdominais, fadiga crônica, diarreia, dermatite, anemia, alterações hepáticas e perda de peso sem causa aparente. Sua prevalência é discutida; estima-se que uma em cada 2 mil pessoas possua esse distúrbio, ou seja, 0,5% da população. No entanto, esse número deve ser um pouco maior por conta da dificuldade do diagnóstico.[1]

Essa doença normalmente se manifesta já na infância, mas em alguns casos pode ser descoberta na idade adulta através de exames de sangue, sintomas ou até mesmo biópsia intestinal. A doença celíaca é um sério distúrbio que, se não tratado, pode levar à morte, por isso a lei obriga as empresas alimentícias a alertar no rótulo de todos os produtos sobre a presença ou a ausência do glúten.

Além da doença celíaca, há um tempo começou-se a falar da existência de pessoas que possuem intolerância ao glúten: apesar de não apresentarem a doença celíaca propriamente dita, teriam uma sensibilidade aumentada a essa proteína, desenvolvendo algumas reações quando a consomem em excesso. Importante ressaltar que, apesar de muito comentada nas rodas de dieta, essa sensibilidade ainda é motivo de muita discussão no meio científico.

Um estudo que pertence a um dos grupos de pesquisa mais envolvidos com o tema publicou em 2011 um trabalho relacionando o consumo de glúten a sintomas gastrointestinais, mesmo em pessoas que não tinham doença celíaca, possíveis intolerantes ao glúten.[2] Dois anos e muitas publicações científicas depois, fizeram outro experimento com sujeitos "intolerantes ao glúten" ou com "síndrome do intestino irritável" e os colocaram em um dos três grupos: dieta rica em glúten, baixa em glúten ou dieta controle. Após duas semanas, verificaram que em 92% dos casos o glúten não causou qualquer desconforto ou problema nos participantes que referiam ser intolerantes no começo do estudo. Ou seja, essas pessoas não possuíam de fato a intolerância.

A verdade é que as pesquisas estão apenas começando, e o grande problema é que não existe um critério diagnóstico claro para essa intolerância. Ele deve ser feito através de exames laboratoriais (consulte seu médico ou nutricionista), mas principalmente por sinais e sintomas clínicos, que podem incluir a presença de outras doenças autoimunes, distúrbios digestivos, enxaqueca, problemas de pele, má absorção de alimentos, cansaço sem motivo aparente, sonolência, alterações neurológicas (ansiedade, depressão, hiperatividade...), infertilidade, entre outros. Caso a pessoa possua uma ou mais alterações, uma investigação mais aprofundada se faz necessária, mas isso não significa que ela tenha intolerância. Como falamos antes, 92% dos pesquisados que relatavam ser intolerantes não o eram de fato.

Mas uma coisa muito importante é perceber que até agora tudo o que comentamos foi referente à saúde e não ao emagrecimento. E quantas pessoas que não possuem nem doença celíaca nem sensibilidade ao glúten (sim, elas existem e são a maioria) relatam ter emagrecido após retirar essa proteína da alimentação?

> O que provavelmente acontece é que, ao retirar o glúten, elas param de consumir pães, massas, salgados e biscoitos, e acabam diminuindo tudo o que acompanharia esses alimentos — afinal, quem consome pão puro ou macarrão sem molhos e queijos? Essa mudança faz com que a pessoa consuma menos calorias, ou seja, obtenha um balanço energético negativo e emagreça por conta disso. Além disso, alguns alimentos são mais fermentativos, como a farinha branca, podendo aumentar a produção de gases no intestino e, por consequência, a flatulência. Portanto, restringir o consumo desses itens causa uma melhora desses sintomas.
>
> Outro fator importante é que às vezes as pessoas começam tudo ao mesmo tempo: retiram o glúten, aumentam o consumo de frutas, legumes e verduras, e começam a se exercitar com regularidade. No final, acham que o motivo do emagrecimento foi exclusivamente o glúten. Mas será que foi mesmo?
>
> Os pesquisadores são categóricos em afirmar que o problema, se ele existir, está relacionado ao consumo excessivo, e não ao esporádico.

Não adianta nos iludirmos esperando a milagrosa pílula da saúde ou do emagrecimento. Isso é "terceirizar" a culpa, para que ela nunca esteja em nós, mas em outros fatores: glúten, lactose, falta de tempo, filhos, marido, esposa, faculdade, trabalho... O que as pessoas mais fazem é delegar a responsabilidade a qualquer outra pessoa/coisa que não ela mesma. Fazendo isso, está apenas postergando o problema.

Podemos nos perguntar: se todo mundo sempre fala que o segredo é o equilíbrio, como tanta gente ainda cai nessa ladainha de alimento mágico ou culpado? E a resposta é simples: é muito mais fácil culpar e mudar uma única coisa que mudar várias. As pessoas querem acreditar que existe um modo fácil de atingir os objetivos ou que algum cientista vai conseguir inventar a tão sonhada pílula resolvedora de todos os problemas. Mas isso é uma ilusão. Quantas vezes você já não se frustrou por acreditar nessas promessas? Enquanto você continuar alimentando esse tipo de expectativa, dificilmente se dedicará à verdadeira mudança necessária. *Quer apontar um culpado? Seu estilo de vida!* Para mudá-lo é importante compreender que, como em qualquer processo de mudança, este também exige que a gente abandone a nossa zona de conforto, saia do automático, identifique as dificuldades e encontre soluções para elas.

LOGÍSTICA

Para começar, não adianta querermos seguir uma alimentação melhor se, quando sentirmos fome, não houver nada para comer. Por isso, o mais importante para atingir um objetivo é se programar.

Se precisamos comer mais frutas, verduras e legumes, precisamos tê-los por perto. Para isso, alguém precisa comprá-los. Quem é a pessoa responsável pelas compras na sua casa? Se for você mesmo, ótimo: você sabe do que gosta e o quanto costuma e pretende consumir, assim as compras ficam mais fáceis. Caso seja outra pessoa, ela precisa saber o que deve comprar. Não adianta ter um monte de maçãs na fruteira se você só gosta de laranja e pera, por exemplo.

A vida é corrida e a programação nos poupa tempo. Logo que me formei como nutricionista, trabalhava o dia inteiro em diferentes locais e frequentemente dava cursos o fim de semana inteiro, muitas vezes em outras cidades. Sem tempo para nada, não tinha a quem delegar a função de ir ao mercado e precisei me virar. Próximo a um dos meus trabalhos havia uma feira e toda semana eu aproveitava meu horário de almoço, fazia minhas compras da semana e quase sempre acabava almoçando por lá mesmo. Quem vai à feira sabe que é uma experiência deliciosa; eu experimentava frutas, algumas vezes comia uma tapioca recheada fresquinha, e em outras um delicioso pastel. Quer algo mais brasileiro e saboroso do que isso?

Quando as pessoas dizem que é caro ter uma alimentação mais saudável, elas estão pensando em comprar os alimentos da moda, que prometem milagres. Uma alimentação saudável de verdade é o "comer simples" de que falamos antes: grãos integrais, verduras, legumes e frutas. Um bom lugar para comprar esses alimentos é a feira. Além de privilegiar o pequeno agricultor, se você for no fim dela verá que os preços às vezes chegam a um quarto do preço do início. Será uma boa economia! Outra dica: aproveite as frutas da estação, pois, além de mais saborosas e nutritivas, elas custam menos.

Um comportamento que aumenta, e muito, os gastos é comprar comida com fome. Evite ao máximo. Com fome, tudo parece muito mais saboroso e necessário do que realmente é. Uma opção um pouco mais cara, mas que já existe nos grandes centros urbanos é a entrega das compras do supermercado e de cestos de produtos orgânicos em casa. Você pede pelo telefone ou site e eles entregam na sua casa ou no trabalho. Assim, não dá nem para reclamar da falta de tempo.

Uma possibilidade prática é cozinhar uma quantidade maior de comida e congelar, pois você sempre terá algo nutritivo para quando a fome apertar.

Precisamos "ressuscitar" o freezer! Freezer é saúde. O congelamento faz com que, além de precisar cozinhar menos vezes (poupando o seu precioso tempo), a qualidade do alimento se conserve.

Assim como o Paulo, do caso do início do capítulo, as pessoas sempre dizem que não têm tempo, que a vida é muito corrida. Mas é uma loucura pensar que o que a pessoa está realmente dizendo é que ela não tem tempo para cuidar de si mesma! Dá o seu melhor para o trabalho, para a família e os amigos, mas o que sobra para ela mesma? Essa responsabilidade é só sua, seus amigos e seu trabalho não vão cumprir essa tarefa. Portanto, não fique apenas com o tempo e a atenção que sobram! Priorize-se!

Quais desculpas você usa para não se exercitar ou não melhorar sua alimentação? Se você não se coloca como prioridade, ninguém vai colocar. Quando cuidamos de nós mesmos, nos sentimos melhor e mais dispostos para cuidar do outro — e, ainda por cima, rendemos mais no trabalho. Veja do que você gosta, se encaixa na sua realidade e coloque em ação. Não fique esperando chegar a segunda-feira para começar, isso é mais uma desculpa. Comece hoje!

Independentemente das suas condições financeiras, as opções existem, precisamos apenas entender quais são elas e definir a que melhor se adequa a você. Para isso, você precisa pensar na sua rotina. Vamos fazer esse exercício agora?

LEVANDO EM CONSIDERAÇÃO SUA ROTINA (E A DE SUA FAMÍLIA):

- Quantas vezes por semana precisa ir ao mercado?
- Existe feira próxima a sua casa ou ao trabalho/faculdade?
- Onde você passa a maior parte do dia? Escritório, faculdade, carro?
- Você gosta de fazer lanches no meio da manhã ou no meio da tarde? O que come? Dá para levar algo de casa ou prefere comprar? Quais são as opções de comida nesses lugares? São boas para você?

Analisando o diário alimentar

Vamos agora tentar verificar se nos dias que você preencheu o diário houve algum momento em que optou pelo prático e fácil, em vez de algo saboroso e nutritivo, mas que iria requerer uma organização maior de sua parte.

Por exemplo: poderia ter levado um lanche para o meio da tarde, mas não tinha nada, estava com muita fome e comeu o que era possível. Outro problema comum quando não há planejamento na semana é chegar em casa e não ter nada para comer, aí apela-se para o *delivery*. Isso ocorreu alguma vez nesses dias?

COLOQUE-SE NA AGENDA

As pessoas se programam para tudo: trabalho, faculdade, cursos, buscar filhos na escola, salão de beleza... mas não para os exercícios.

Assim como as demais obrigações, o exercício deve ser encarado como uma tarefa que precisamos fazer sempre, então, nada mais lógico que incluir isso na agenda. Não adianta pensar "vou fazer quando der um tempinho", pois esse momento pode nunca aparecer. A atividade física tem de ser sua prioridade!

A seguir há uma agenda para você preencher com os horários de suas diferentes atividades: trabalho, cursos, exercício... mas, se preferir, anote na sua agenda pessoal ou do seu celular e coloque um alarme para lembrá-lo de que aquele horário é o momento de cuidar de você mesmo.

Domingo	2ª-feira	3ª-feira	4ª-feira	5ª-feira	6ª-feira	Sábado

MANTENHA-SE FOCADO!

Por mais que tenha compreendido os passos anteriores e conseguido colocar alguns, ou todos, em prática, haverá situações que o deixarão desconfortável e inseguro, por isso se manter focado é muito importante. As principais dificuldades normalmente estão relacionadas ao convívio social – restaurantes, jantares na casa de amigos, churrascos, festas de casamento, festinhas de criança. Por mais que você tenha entendido que:

a. dietas não funcionam;
b. não existe alimento bom ou ruim;
c. o importante é respeitar sua fome e sua saciedade;
d. nada é proibido;

a oferta de alimentos "proibidos" é muito grande, e é muito difícil mudar anos de um raciocínio de "coxinha não pode" para um novo entendimento de que "se estou com fome e tenho vontade de comer uma coxinha, vou satisfazer minha vontade". Por isso, o importante é sempre ter em mente os princípios do Comer consciente. Mastigando devagar e saboreando os alimentos, você estará mais atento a suas necessidades.

Muitas vezes exageramos demais nessas ocasiões pela grande oferta de alimentos e por serem momentos de descontração em que é permitido extrapolar ou "pisar na jaca", o famoso "Já que". Aliás, esse é um pensamento comum entre pessoas habituadas a dietas restritivas: "Já que eu comi um pedaço e saí da dieta, está tudo perdido e vou comer o que quero"; "Já que treinei, me esforcei e mereço isso"; "Já que hoje é fim de semana, eu vou me esbaldar"... os exemplos são vários.

No entanto, quando entendemos que de fato nada é proibido e podemos perfeitamente comer um pastel e ainda assim ser saudáveis, aquela ânsia do proibido se perde. Veja a seguir algumas dicas que podem ajudar.

Como será seu dia?

Principalmente no início do processo, quando ainda não estamos plenamente integrados com nossa fome e saciedade, é comum exagerarmos em algumas ocasiões. Caso você ainda esteja um pouco inseguro, uma solução é se programar: se você sabe que terá um evento diferente no jantar, coma leve no almoço; se exagerou no almoço, faça o contrário, mas sempre com cautela e sem radicalismo. É natural comer mais quando se está com fome. Mas cuidado, preste atenção para diferenciar a fome da vontade de comer. Perceba que, se você exagerou no almoço, o normal é que demore para sentir fome e, quando for se alimentar, talvez uma menor quantidade de comida deve deixá-lo satisfeito. Assim como quando comemos muito no jantar, acordamos com menos fome e tendemos a tomar um café da manhã mais leve. Quando estamos em pleno contato com as necessidades do nosso corpo, fica mais fácil respeitá-las.

Como será sua semana?

O mesmo princípio do dia também deve ser aplicado à semana.

Carolina e as festinhas de criança

Carolina é mãe de duas meninas, de oito e quatro anos de idade. Sua maior questão era a quantidade de festinhas de criança que tinha (eram amigos da escola, do prédio e do clube), o que significava pelo menos um evento por semana, muitas vezes dois, chegando a uma semana em que houve quatro festinhas. Uma tentação! Fora isso, ainda saía para jantar com o marido toda sexta-feira à noite e domingo era a reunião da família — que, como toda boa reunião familiar, era feita ao redor de uma mesa farta.

Rodrigo e os jantares de negócios

Já Rodrigo é um dos responsáveis por recepcionar todos os empresários estrangeiros da empresa multinacional em que trabalha. Ou seja, além dos eventos particulares (com seus amigos), ele ainda tinha cerca de três a quatro jantares por semana a trabalho nos melhores restaurantes da cidade. Desde que havia assumido o cargo, há um ano, já havia ganhado seis quilos.

Os dois casos requerem planejamento. Uma vantagem é que os dois sabiam com antecedência a maior parte dos eventos da semana, e como a chance de acabarem exagerando em quase todos os momentos era grande, além dos princípios básicos de respeitar a fome e a saciedade, outras dicas se tornam importantes.

Como já dissemos antes, existem ocasiões não cotidianas e, quando estamos nelas, queremos (e devemos) aproveitar ao máximo, experimentar coisas diferentes, brindar com os amigos e a família. Na nossa opinião, não há nada mais gostoso e valioso do que esses bons momentos de convívio social, e a comida e a bebida fazem parte de muitos deles. Por isso é importante se permitir, *pois nosso corpo é tão inteligente que se temos um equilíbrio no consumo e gasto de calorias em nosso dia a dia e exageramos em um determinado evento, o corpo percebe esse excesso pontual e começa a queimar mais calorias para compensá-lo.* Lembra que o corpo tende a manter um peso padrão? Quando seguimos nossos instintos, respeitamos nosso corpo — não é por exagerar em um evento qualquer que iremos colocar tudo a perder.

Isso nos ensina principalmente que não há problema algum em cometer alguns exageros desde que sejam exceção. O problema é quando a exceção vira regra.

Dica 1: Se você tem muitos eventos em uma semana, o ideal é nunca chegar neles com fome, pois, como vimos, isso altera nossa capacidade de escolha. Uma excelente opção é comer uma boa salada antes de sair de casa, pois isso é justamente o que muitos eventos não têm como opção. Além disso, nem sempre a comida da festa está gostosa, não é mesmo? Mas quantas vezes você já não comeu brigadeiro em uma festa infantil, por exemplo, apenas por que tinha? Por isso, sempre saboreie o alimento e, se estiver gostoso, coma tranquilamente e de modo consciente. Mas só coma se for algo que aprecia. E lembre-se sempre de que exageros são normais. De modo algum encare isso como uma falha sua!

Dica 2: Se estiver em um local no qual são servidas porções, tente sempre se sentar longe delas. Desse modo você diminui as chances de comer no automático.

Dica 3: Se você tem sempre o hábito de consumir bebida alcoólica, tente intercalá-la com um copo de água. Além disso, eleja entre os eventos qual deles será o mais divertido e, nos demais, troque o álcool por outra bebida. Lembrando que o álcool é tão calórico quanto o açúcar e costuma ser acompanhado de algum petisco. Por isso, atenção às suas escolhas.

Analisando o diário alimentar

Veja no diário alimentar os dias em que foi a algum restaurante, jantar ou evento em que houvesse comida. Nesse dia você saiu de casa com fome? Analisando o que consumiu, acredita que em algum momento poderia ter optado por algo diferente?

ORGANIZANDO SEU AMBIENTE

Outra estratégia muito interessante de ser utilizada por quem busca melhorar a alimentação e emagrecer é cuidar do ambiente à sua volta. Muitas pessoas acreditam que, depois que entenderam como a base de uma boa alimentação deve ser feita, elas não vão mais tomar decisões erradas e isso não é verdade. Estudos demonstram que, assim como acontece quando estamos com fome, o estresse também diminui nossa capacidade de escolha. E, se formos pensar na nossa rotina, o estresse é muito mais comum do que gostaríamos, não é verdade?

Para evitar algumas ciladas do dia a dia, existem algumas pequenas mudanças na nossa casa e no ambiente de trabalho que podem ajudar nessas escolhas que fazem muita diferença.

Assim, analise os ambientes em que costuma passar grande parte do seu tempo como casa e trabalho e adote as seguintes medidas:

Dica 1: Deixe à vista apenas comida *in natura*: tire da bancada da cozinha/sala potes de biscoitos, cereais, pães, barrinhas etc. Ou seja, tudo o que for alimento processado e ultraprocessado. Estudos demonstram que tendemos a comer a primeira coisa que vemos e, para ter uma boa base alimentar, é importante que sejam alimentos frescos.

Dica 2: Deixe frutas à disposição de todos, e não escondidas no canto da cozinha ou no fundo da geladeira. Elas devem estar em um local de passagem, como o centro da mesa, para que você e sua família vejam a todo momento. Se possível, tente deixar três tipos diferentes de frutas (dê preferência às frutas da estação).

Dica 3: Organize sua despensa e geladeira: faça com que os alimentos *in natura* sejam os primeiros que você enxerga na sua geladeira. Coloque as verduras e os legumes já higienizados, de fácil acesso (físico e visual) e em potes transparentes. Assim, quando a fome apertar, será a primeira opção que verá ao abrir a geladeira. Já os demais alimentos prontos para consumo — como bolos, frios, sobras de refeições anteriores — devem ser mantidos em potes escuros (tanto na geladeira como na despensa e no freezer).

Dica 4: Use pratos, potes, talheres e panelas pequenos para cozinhar. Quanto mais comida disponível, mais as pessoas tendem a comer. É uma excelente ideia cozinhar a mais para deixar para outras refeições, mas já separe a comida antes de servir, sempre!

Dica 5: Ao fazer compras, vá direto para a parte da feira e complete pelo menos a metade de seu carrinho apenas com produtos *in natura*. A outra metade deve ser preenchida por todo o restante. Desse modo, quando tiver de comprar bastante produto de higiene pessoal ou limpeza, não sobrará quase espaço para produtos processados e ultraprocessados.

APRECIE SUAS CONQUISTAS!

Alguns pacientes chegam ao consultório achando que o resultado não foi tão bom quanto eles desejavam e, mesmo quando a expectativa é ultrapassada, ainda dizem que poderia ter sido melhor. "Se eu não tivesse viajado", "Se eu tivesse me controlado mais...", "Se não tivesse sido feriado", "Se eu parasse de tomar cerveja"...

Talvez isso seja verdade, mas parece que as pessoas nunca estão satisfeitas com suas conquistas. Um modo melhor de analisar esse ponto é: mesmo tendo comido churrasco ou a sobremesa de que tanto gosta, viajado ou aproveitado o feriado, você teve esse resultado. Isso não é ótimo? Acreditamos que sim.

Alguns estudos sobre o comportamento humano demonstram que quando nos felicitamos após algum comportamento novo ou conquista isso libera hormônios de prazer, aumentando as chances de aquilo se repetir e, a longo prazo, se tornar um novo hábito. Então, orgulhe-se das pequenas conquistas!

- Se antes ficava ofegante para subir três lances de escada e agora sobe sete, comemore!
- Se antes você se descontrolava na frente de algum alimento e percebeu que tem uma caixa dele na despensa de casa há semanas, comemore!
- Se antes tinha dificuldade de comer salada ou frutas, conseguiu acrescentá-las à sua rotina e está tendo prazer com elas, comemore!
- Se ao se olhar no espelho consegue perceber o que tem de belo em vez de focar apenas no que não lhe agrada, comemore muito!
- Se você consegue saborear o alimento de que tanto gosta e parar de comer quando está satisfeito, comemore mais ainda!
- Se você conseguiu perceber que comia por estar entediado e agora achou uma atividade que substitua isso, comemore como nunca!
- Se você conseguiu colocar mais movimento na sua rotina, parabéns!

Não faça da alimentação ou do seu corpo mais uma fonte de estresse caso não tenha conseguido fazer tudo o que planejou. Imprevistos e "tropeços" vão acontecer. O importante é aprendermos a lidar com eles da melhor maneira possível, e cada um tem a sua.

Da próxima vez que perceber que está se cobrando demais, pare e reflita sobre o período. Perceba o que fez de positivo e comemore as pequenas conquistas. Para emagrecer dez quilos você precisa começar emagrecendo um, não é mesmo? Então, celebre cada pequena mudança. Não apenas as corporais, mas também as do seu bem-estar.

MITOS E PERGUNTAS

Hábito intestinal e emagrecimento: existe uma relação?

Uma das maiores reclamações, principalmente das mulheres, é sobre constipação, ou intestino preso. E cada vez mais os estudos demonstram como é importante ter um intestino saudável para a prevenção de diversas doenças, entre elas diabetes, obesidade e câncer do intestino. Existem bilhões de bactérias que influenciam diretamente todas as funções do intestino, entre elas a absorção de nutrientes (tudo o que comemos é absorvido no intestino) e uma série de sinalizações entre o intestino e outros órgãos, inclusive com o cérebro e o tecido adiposo.

Considera-se uma evacuação normal de uma a três vezes por dia, pelo menos em dias alternados, com consistência nem muito pastosa nem ressecada.

> ### Alessandra e o vício em laxantes
>
> Alessandra, uma mulher muito extrovertida, tinha problemas para ir ao banheiro desde pequena. Aos quinze anos, querendo perder peso, começou a tomar laxante, medicamento que atua aumentando a evacuação. No início, os tomava duas vezes por semana, mas, com o tempo, foi aumentando a frequência. Quando chegou para a consulta, aos 24 anos, tomava laxante diariamente, às vezes duas unidades por dia. Discutimos os efeitos do uso de laxantes e como melhorar a saúde intestinal, mas o interessante do caso de Alessandra é que, como tinha uma rotina corrida, ela não dava tempo para que seu intestino funcionasse. Sempre que sentia vontade ela inibia, às vezes por estar atrasada, ou por estar em algum local onde não queria utilizar o banheiro. Então combinamos que ela pararia com os laxantes e reservaria um momento do dia que lhe fosse pertinente para tentar fazer seu intestino funcionar. Como era viciada em joguinhos pelo celular, orientei que jogasse enquanto esperava o funcionamento do intestino, assim estaria relaxada o suficiente (vale ressaltar que isso não pode se tornar um hábito). Duas semanas depois, encontrei-a na clínica se exercitando e ela comentou como seu intestino voltara a funcionar quase diariamente, que a barriga desinchara e que estava tão feliz que contava isso para todo mundo.

O consumo frequente de laxantes traz uma série de consequências ao corpo. Entre elas, podemos destacar:

- Efeito rebote: o intestino perde parte de suas funções naturais de motilidade, que são as contrações da parede intestinal responsáveis pela formação do bolo fecal e da evacuação. Desse modo, esses medicamentos acabam fazendo com que o intestino fique ainda mais lento e preso. Quanto mais a pessoa os utiliza, mais dependente deles fica.
- Alteração da microbiota intestinal: a utilização de laxantes estimula o intestino a funcionar acima do normal. Sendo assim, em vez de eli-

minar apenas o que não será mais utilizado pelo corpo e seria de fato excretado, também ocorre a excreção de diversas substâncias úteis ao organismo, entre elas parte das bactérias do intestino, ocasionando disbiose intestinal.

As bactérias presentes no intestino são responsáveis por auxiliar na digestão de parte dos alimentos que consumimos, por formar o bolo fecal e estimular o sistema imune. Em condições normais os diferentes tipos de bactérias do intestino atuam em conjunto, favorecendo uma atividade normal do órgão. Mas existem algumas situações que podem favorecer um desequilíbrio dessa flora intestinal, a chamada disbiose intestinal.

Uma das consequências da disbiose é um aumento da permeabilidade intestinal. Nosso intestino possui uma capacidade refinada de selecionar o que será ou não absorvido pelo corpo. Porém, quando essa permeabilidade aumenta, há a absorção de algumas substâncias que não deveriam ser absorvidas e, consequentemente, alteram-se diversas funções corporais que podem estar relacionadas ao desenvolvimento de diversos distúrbios (entre eles a diabetes e a obesidade).

O intestino é responsável por liberar hormônios que sinalizam ao cérebro o consumo de nutrientes, estimulando a saciedade. Um estudo recente demonstrou que a disbiose resulta em um prejuízo nessa sinalização e poderia estar envolvida com um aumento do consumo alimentar. Outro experimento interessante realizou a coleta de bactérias intestinais de gêmeos, um deles obeso e o outro magro. Esse conteúdo foi então transferido para o intestino de camundongos. Os animais que receberam as bactérias do irmão obeso engordaram mais do que os que receberam o conteúdo do gêmeo magro.[3] Um dos motivos encontrados foi que a disbiose prejudica a concentração do hormônio da saciedade. Ou seja, um intestino saudável é importante também para regular nossa fome e saciedade.

DICAS PARA TER UM INTESTINO SAUDÁVEL

Uma das principais e mais efetivas orientações para quem sofre de constipação é aumentar o consumo de *fibras* e *alimentos frescos*. No entanto, pouco adianta comer muita fibra se você não beber água com frequência, e a frequência é mais importante que a quantidade total de água. Aliás, o consumo de fibras sem água pode ter o efeito contrário, pois, nessas condições, toda a fibra consumida tende a prender ainda mais o intestino. Então, lembre-se: fibras precisam de água! Tanto para melhorar a função intestinal quanto para a saciedade.

Outro fator que ajuda muito no hábito intestinal são os *exercícios físicos*. Durante a atividade física é liberada uma série de hormônios que estimulam a motilidade intestinal e, se o exercício for uma caminhada ou corrida, esse efeito será ainda maior, uma vez que durante essas atividades o próprio impacto mecânico estimula a formação do bolo fecal.

De nada adianta fazer tudo o que foi descrito, porém, se toda vez que tiver vontade de ir ao banheiro você a inibir. Mulheres, principalmente por vergonha, acabam ignorando a vontade de evacuar muito mais que os homens, e isso é péssimo para a saúde. Por isso, um dos fatores que acredito ter mais efeito nos pacientes é a *disponibilidade*. Deixe seu intestino funcionar.

Intestino saudável = fibras + água + exercícios + disponibilidade!

Parte III
Colocando em ação: o desafio dos dez dias

Chegou o momento de cuidar de você mesmo!

Nos próximos dez dias você se dedicará a reconhecer seus instintos e sentimentos e tentará pôr em prática o que foi abordado neste livro, dando uma resposta adequada às suas necessidades.

PROGRAME-SE... DE VERDADE!

Já comentamos diversas vezes como é importante se programar, afinal, de nada adianta querer começar a se alimentar melhor e ter uma rotina de exercícios se você não se organizar para isso. Então, vamos tentar fazê-lo agora.

ATIVIDADE FÍSICA

Nosso corpo precisa de movimento, e quem assiste aos programas na TV ou na internet, no canal BemStar, sabe que qualquer atividade que traga mais movimento para o dia a dia é válida. Por qual delas você optou ou deseja optar?

- Atividade física estruturada: academia, aulas de dança, lutas, modalidades esportivas (futebol, basquete, vôlei, natação...).
- Atividade não estruturada: caminhada (contar passos com a ajuda de um pedômetro), corrida, subir escadas, pular corda, descer antes no ponto de ônibus...

E no fim de semana, você está programando colocar um pouco mais de movimento na sua rotina e na da sua família?

Lembre-se de que, conforme já abordamos antes, existem pessoas compensadoras: tendem a aumentar seu consumo alimentar em decorrência da prática regular de exercício físico. Esse efeito pode de fato ser uma questão fisiológica de aumento da fome, mas muitos artigos apontam um forte componente comportamental nessa prática. O famoso "eu treinei, então eu mereço".[1]

Para não cair em nenhuma cilada, tenha sempre com você algum lanche pós-treino de que você goste e que seja bem nutritivo (veja algumas opções na lista de lanches que aumentam a saciedade nas pp. 116-117). O mais importante, sempre, é que seja algo que o agrade. Se for possível, uma boa opção é treinar antes das refeições principais; assim que acabar o treino você será premiado com um delicioso prato de comida.

Dica 1: Caso queira mais sugestões de exercício, o livro *Sua vida em movimento*[2] é focado exatamente nisso e possui diversas sugestões de atividades para serem realizadas nos mais variados ambientes.

Dica 2: Na internet existem inúmeros vídeos e aulas de exercícios, todos gratuitos. A única coisa que você precisa é dar o primeiro passo!

ALIMENTAÇÃO

Antes de começar nosso programa, pense sobre sua semana e sua rotina e certifique-se de que você tem tudo de que precisa. Faça compras, arrume seus lanches, organize-se.

DIÁRIO ALIMENTAR DO COMER CONSCIENTE

No começo do livro pedimos que você preenchesse o diário alimentar por três dias e o utilizamos no decorrer da leitura para refletir sobre alguns aspectos da sua alimentação que precisam ser trabalhados.

Depois de tudo o que abordamos sobre o relacionamento com a comida e sobre respeitar seus instintos de fome e saciedade, chegou a hora de preencher o Diário Alimentar do Comer Consciente (DACC) e pôr em prática o que foi discutido.

Talvez você tenha percebido que, quando preencheu o primeiro diário, ficou um pouco mais seletivo quanto ao que come. Isso é muito comum.

Quando comemos no automático por vezes nem percebemos o que ou quanto estamos comendo, e o exercício de anotar traz a alimentação para o consciente, o que é ótimo! Se isso aconteceu com você, foi possível perceber a importância de sair do automático e se alimentar com consciência.

Assim como no anterior, você anotará tudo o que consumir por três dias seguidos. No entanto, agora entram mais algumas informações fundamentais sobre sua alimentação:

- local da refeição;
- com quem estava;
- fome;
- saciedade;
- satisfação;
- atividade física;
- hábito intestinal.

Para as colunas de fome, saciedade e satisfação você dará uma nota de zero a dez, lembrando:

Fome: o quão faminto estava antes de se alimentar.
0: sem fome alguma/ 5: começando a ficar com fome/ 8: fome/ 10: muita fome

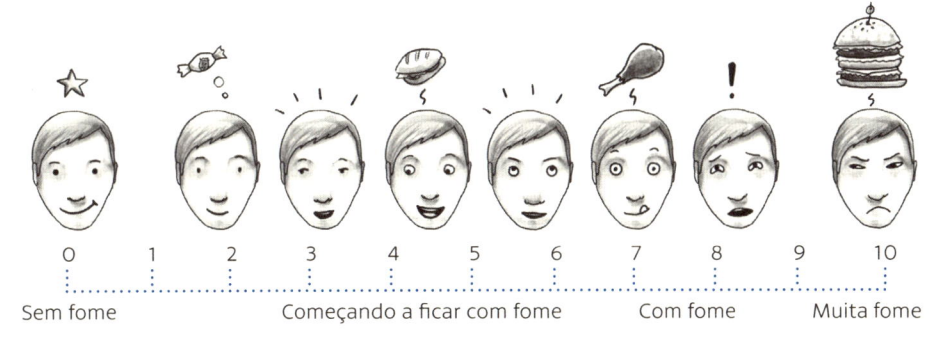

0	1	2	3	4	5	6	7	8	9	10
Sem fome				Começando a ficar com fome			Com fome			Muita fome

Saciedade: o quão saciado, ou cheio, você ficou após a refeição.
0: nada saciado/ 5: ficando saciado/ 8: saciado/ 10: muito saciado (cheio)

Satisfação: o quão satisfeito, ou feliz, você ficou com o que comeu.
0: nada satisfeito/ 5: pouco satisfeito/ 8: satisfeito/ 10: muito satisfeito

Observações: nessa parte você deverá escrever tudo o que achar pertinente, para, quando analisar sua alimentação, se lembrar de detalhes ou do motivo de uma determinada escolha. Por exemplo: jantar com amigos, festa de criança, esqueceu de levar o lanche para o trabalho, e assim por diante.

Se você tiver algum sintoma recorrente, como flatulência exagerada, dor abdominal frequente, dor de cabeça frequente ou qualquer outro sintoma, é interessante anotar, pois, ao analisar o diário, talvez você perceba a relação entre esse desconforto e algum alimento específico. Caso você consulte um nutricionista ou médico, as informações do diário alimentar podem ser bastante úteis.

Além disso, nessa parte você deverá anotar todas as impressões sobre as refeições realizadas, principalmente com referência ao Comer consciente e ao Desafio das três garfadas. Anote: como se sentiu após a refeição ou o desafio? Sentiu alguma diferença no seu padrão alimentar ou em seus sentidos?

Atividade física: anote o que fez de atividade naquele dia, por exemplo, subir escadas (quantos andares), pular corda (quanto tempo), musculação, descer três pontos de ônibus antes, caminhar até o trabalho, número de passos por dia... enfim, tudo o que fez para aumentar a quantidade de movimento no seu dia.

Hábito intestinal: muitas pessoas não sabem como está seu hábito intestinal, por isso anotar pode ser importante. No diário o hábito está na forma de uma carinha feliz, existem três carinhas em cada página. Risque uma carinha toda vez que evacuar. Caso tenha alguma intercorrência, algo fora do padrão, anote também.

É muito importante que em algum momento você coma um alimento que considera proibido e, ao consumi-lo, siga os passos do Comer consciente (p. 148). Saboreie cada pedacinho do alimento escolhido e veja como se sente. Lembre-se: nada é proibido. Estando ciente de seus sentidos e necessidades você pode comer o que quiser, quando quiser. Não precisa comer porque está no prato ou porque a porção é grande e você não quer desperdiçar. Se você se sentiu satisfeito com meia unidade, pare e reserve o restante para outro momento.

Atenção! Garanta que o diário seja preenchido no momento da refeição. Desse modo, asseguramos que você está sendo o mais fiel possível ao perceber seus instintos no momento da refeição.

AO COMER

Para não correr o risco de cair no automático enquanto come, elaboramos uma checklist para você. Reescreva-a em algum lugar ou tire uma foto da lista com o celular e leia sempre que preciso.

CHECKLIST
- Estou com fome? Quanto?
- Fome do quê? Faça uma escolha consciente entre suas opções.
- Sente-se.
- Respire fundo.
- Dê a primeira mordida saboreando intensamente.
- Mastigue devagar – faça o Desafio das três garfadas (p. 113).
- Pergunte-se: "Está gostoso?"; "O que me agrada?"; "Quão faminto(a) ainda estou?".
- Termine com chave de ouro. Deixe o pedaço mais saboroso para o final.
- Respeite sua saciedade.

Lembre-se: você não precisa comer a porção inteira. Caso tenha vontade daquele alimento em outro momento você pode e deve consumi-lo. Nada é proibido!

Vamos começar?

DESAFIO DOS DEZ DIAS

Trace suas metas

Conforme os motivos explicados neste livro, sua meta não será baseada no peso corporal. Para o Desafio dos dez dias, trace suas metas trabalhando aspectos do seu relacionamento com o corpo e com a comida. Sugerimos abaixo algumas delas, mas você pode e deve determinar quais serão os objetivos mais adequados para você neste período.

Minhas metas:
- ☐ Aceitar melhor meu corpo, valorizando o que tenho de belo.
- ☐ Perceber melhor minha fome.
- ☐ Parar de comer quando me sinto saciado.
- ☐ Melhorar minha disposição, pois me sinto muito cansado.
- ☐ Melhorar minha pele.

☐ Melhorar meu hábito intestinal.
☐ Beber mais água no dia a dia e em substituição a sucos e refrigerantes.
☐ Comer de modo mais consciente, conforme minhas necessidades.
☐ Comer em família, sentados à mesa, sem distrações e desfrutando o momento.
☐ Consumir mais alimentos frescos, *in natura*.
☐ Saborear melhor os alimentos.
☐ Não usar o alimento como resposta aos meus problemas.
☐ _____
☐ _____
☐ _____.

Atenção! Trace metas possíveis, que você consiga manter mesmo depois de alcançá-las. Elas farão parte do seu novo estilo de vida.

MANTENHA O FOCO!

Para isso, deixe pequenas pistas das suas metas no seu dia a dia. Seja um lembrete no espelho do banheiro ou no computador, uma nova senha de e-mail, um alarme no celular na hora de alguma atividade importante. Use sua imaginação!

Regras gerais

1. Seguir todos os dias os sete passos do nosso programa.
2. Siga o calendário:
- Dias 1, 2 e 3: preencher o DACC.
- Dia 4: analisar o DACC e comparar com o primeiro diário, preenchido no início deste livro. Orientações na p. 172.
- Nos demais dias, você deve realizar diariamente um dos minidesafios:
    - dois dias seguindo os preceitos do "comer simples";
    - dois dias do Desafio das três garfadas nas três refeições principais (p. 113).
- Consumir dois alimentos considerados "proibidos" (durante essa atividade, seguir as etapas do Comer consciente descritas na p. 148).
- Escolher ao menos sete dias para a prática de atividade física.

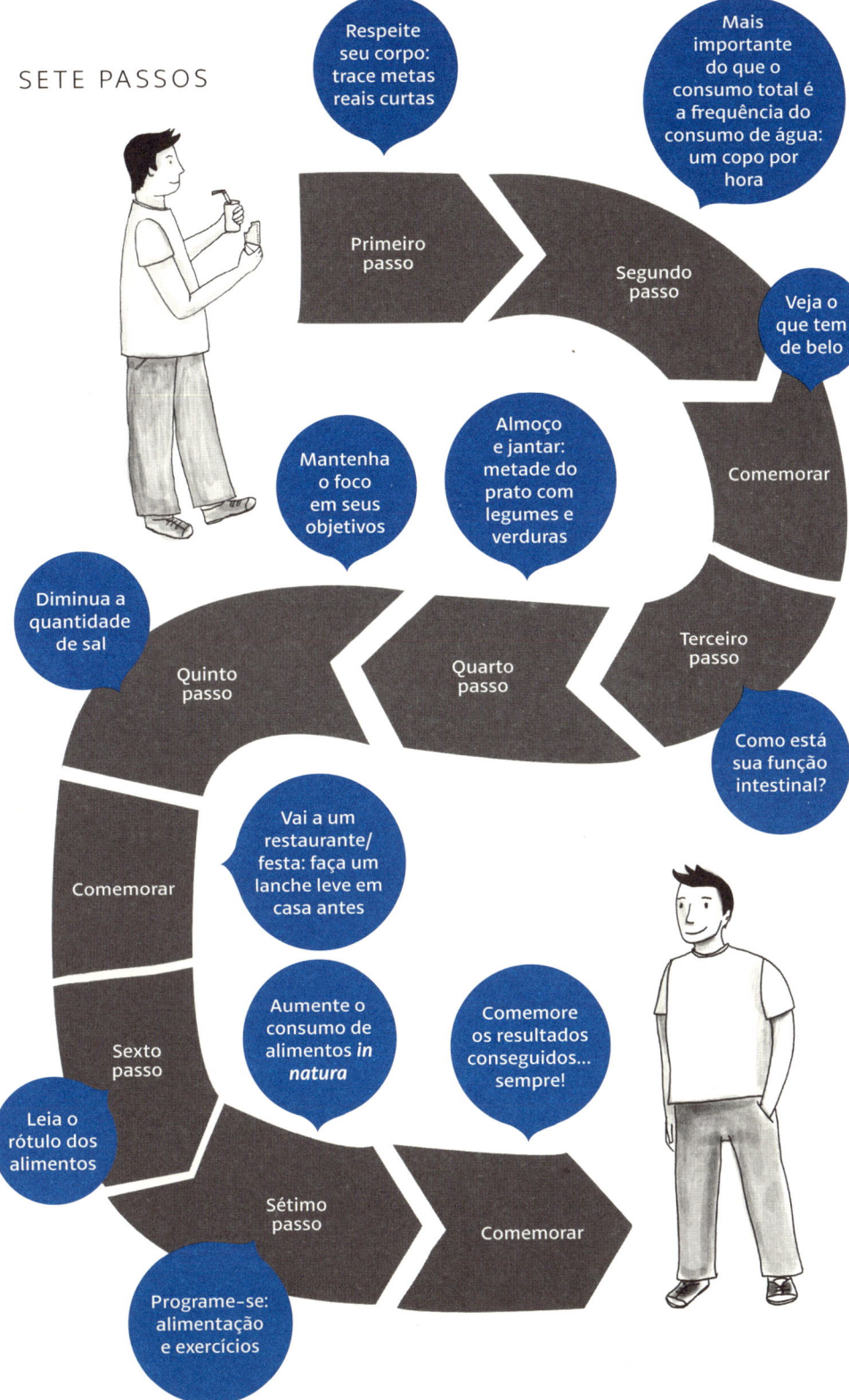

SETE PASSOS

Primeiro passo — Respeite seu corpo: trace metas reais curtas

Segundo passo — Mais importante do que o consumo total é a frequência do consumo de água: um copo por hora

Comemorar — Veja o que tem de belo

Terceiro passo — Como está sua função intestinal?

Quarto passo — Almoço e jantar: metade do prato com legumes e verduras / Mantenha o foco em seus objetivos

Quinto passo — Diminua a quantidade de sal

Comemorar — Vai a um restaurante/festa: faça um lanche leve em casa antes

Sexto passo — Leia o rótulo dos alimentos / Aumente o consumo de alimentos *in natura* / Comemore os resultados conseguidos... sempre!

Sétimo passo — Programe-se: alimentação e exercícios

Comemorar

CALENDÁRIO

Dia 1	Dia 2	Dia 3	Dia 4	Dia 5
DACC	DACC	DACC	Analisar	Comer simples
Exercício	Exercício	Exercício	Exercício	Exercício
Dia 6	**Dia 7**	**Dia 8**	**Dia 9**	**Dia 10**
3 garfadas	Comer simples		3 garfadas	
		Exercício		Exercício

Atenção! Se você não se sentir à vontade ou achar que pode perder o controle ao consumir um alimento "proibido", não se force. É normal. Se você sentir que precisa de acompanhamento profissional, procure um que siga uma linha mais comportamental. Você pode repetir os outros desafios no lugar desse dia.

DIA A DIA DO DESAFIO

Dias 1, 2 e 3: Preencha o DACC nos primeiros três dias do nosso programa e, depois de terminar, vá para a parte seguinte.

DIÁRIO ALIMENTAR DO COMER CONSCIENTE

Data _____   Atividade física _____

Horário	Alimento, modo de preparo e quantidade	Local	Com quem	Fome (0-10)	Saciedade (0-10)	Satisfação (0-10)	Observações

:) :) :)

DIÁRIO ALIMENTAR DO COMER CONSCIENTE

Data _____ Atividade física _____

Horário	Alimento, modo de preparo e quantidade	Local	Com quem	Fome (0-10)	Saciedade (0-10)	Satisfação (0-10)	Observações

:) :) :)

DIÁRIO ALIMENTAR DO COMER CONSCIENTE

Data _____ Atividade física _____

Horário	Alimento, modo de preparo e quantidade	Local	Com quem	Fome (0-10)	Saciedade (0-10)	Satisfação (0-10)	Observações

:) :) :)

QUARTO DIA: ANALISANDO O DIÁRIO ALIMENTAR DO COMER CONSCIENTE

Após anotar os três dias seguidos do DACC, vamos começar fazendo as mesmas análises do primeiro diário para verificar se houve alguma mudança.

Respeitando sua fome e saciedade

Vamos analisar se no seu diário alimentar em algum momento você ficou por longos períodos sem comer e sentiu muita fome na refeição seguinte (nove ou dez pontos na escala de fome). Se houve, veja agora se na refeição seguinte o consumo alimentar foi um pouco maior que o habitual. Você acha que comeu, ou come, rápido demais? Se sim, tentou fazer o Desafio das três garfadas?

_____

_____

Agora pense: o que você poderia fazer para evitar esse longo período em jejum: levar lanche de casa ou comprar algo no local?

_____

_____

Alguma das refeições do seu diário alimentar continuou sendo realizada em frente à TV ou ao computador, lendo ou fazendo outra atividade? Se sim, verifique o quanto você comeu e como se sentiu depois dessa refeição.

Se normalmente você comia com alguma distração e não o faz mais, comemore! Se você não levava lanches para o trabalho ou a escola e passou a levar, comemore também!

Você acha que seu consumo alimentar foi guiado pela porção de comida disponível ou pela sua fome e saciedade?

É fundamental prestarmos atenção ao que comemos não apenas para comer menos, mas porque isso também melhora o nosso relacionamento e a satisfação com a comida. Tente sempre trabalhar esse aspecto.

Nada é proibido!

Se você se privava muito do consumo de certos alimentos, tente comparar se houve alguma mudança nesse aspecto. Você acha que está conseguindo comer mais alimentos com prazer? Se sim, comemore!

Você comeu rapidamente um alimento ou conseguiu saboreá-lo? Acabou exagerando no consumo ou comeu o suficiente para se sentir satisfeito? Se sentiu culpado após o consumo?

Se você comeu rapidamente, exagerou e/ou se sentiu culpado depois de comer, não se cobre demais. Se você evita alguns alimentos há tempos, é natural que demore para restaurar a confiança nos seus sentidos. Pense nos sentimentos que esses alimentos despertam e se não é o caso de procurar ajuda especializada.

Coma simples!

Será que você conseguiu adicionar mais alimentos frescos à sua alimentação? Pegue canetas coloridas e destaque cada categoria de alimentos consumidos, usando uma cor para os alimentos *in natura*, outra cor para os processados e outra para os ultraprocessados.

Agora, compare com o primeiro DACC e verifique:

1. Quantas vezes você consumiu alimentos ultraprocessados no primeiro diário?
2. E agora?
3. Houve algum momento em que esse alimento poderia ser substituído por uma opção mais saudável? Se sim, qual troca poderia ser feita?
4. Para conseguir fazer essa substituição no futuro, você precisaria mudar algo em sua rotina (por exemplo, levar o lanche de casa, fazer as compras da semana, trocar esse alimento por outro que você tem disponível)? O que precisaria ser trocado?

_____

_____

_____

Faça a mesma reflexão com os alimentos processados e anote suas percepções.

_____

_____

_____

Programe-se

Analise agora se houve algum momento em que teve de comer uma coisa que não era o que você queria naquele momento, mas era a opção mais prática disponível. Por exemplo: poderia ter levado algo para comer no meio da tarde, mas não levou e comeu o que tinha pela frente. Outro problema comum quando não há planejamento na semana é chegar em casa e não ter nada para comer, aí acaba-se apelando para o *delivery* ou beliscando o que houver em casa. Isso ocorreu alguma vez nesses dias?

Outra análise importante a ser considerada no diário alimentar é se você foi a algum restaurante, jantar ou evento em que houve comida. Nesse dia você saiu de casa com fome? Analisando o que consumiu, acredita que em algum momento poderia ter optado por algo diferente?

Anote os aspectos positivos: Que progressos você notou neste novo diário em relação ao primeiro? Anote abaixo o que fez de positivo nesses dias:

_____

_____

_____

_____

COMEMORE SUAS CONQUISTAS!

Reavalie suas metas

Após analisar o diário alimentar e verificar as dificuldades encontradas, estabeleça dois principais alvos de mudanças para serem trabalhados nos próximos dias.

Alvo 1: _____

Alvo 2: _____

Lembre-se de que nesses dias, apesar de não ser obrigatório o preenchimento do DACC, você ainda deve realizar pelo menos uma refeição ao dia com os preceitos ensinados.

- **Dias 5 a 10:** Nos próximos seis dias, você deverá realizar um minidesafio diário. Lembre-se de que, durante esse período, você pode escolher a ordem que quiser para os desafios, mas deve realizar dois de cada tipo:
    - Dois dias seguindo os preceitos do Comer simples.
    - Dois dias do Desafio das três garfadas nas três refeições principais (p. 113).
    - Consumir dois alimentos considerados "proibidos" (um por dia). Durante esta atividade, seguir as etapas do Comer consciente descritas na p. 148.

- **Dia 10:** Analise e anote suas mudanças!

_____

_____

_____

_____

Agora, APRECIE SUAS CONQUISTAS E SE PARABENIZE!

Se desejar, trace novas metas (curtas e possíveis), mas sempre se assegurando de que as mudanças anteriores estão sendo mantidas. Sele a paz com o seu corpo e com a comida!

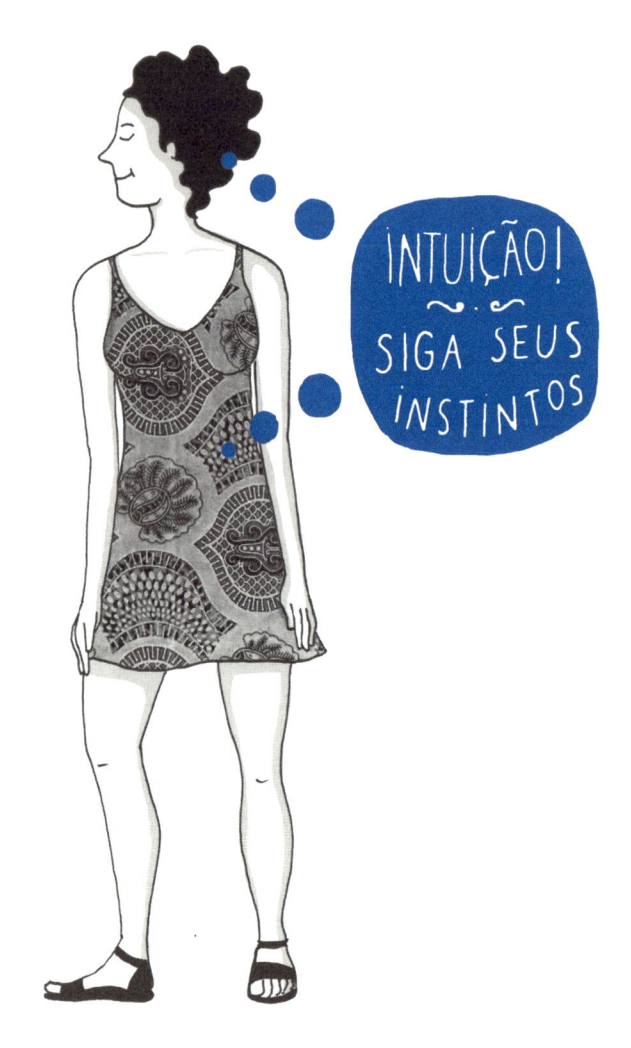

Agradecimentos

Em primeiro lugar gostaríamos de agradecer aos nossos familiares e amigos. Eles deixam nossas vidas mais leves e gostosas de serem vividas.

A todos nossos pacientes e alunos por confiarem em nosso trabalho e, acima de tudo, por compartilharem conosco suas dúvidas, angústias, dificuldades e conquistas. Sem nossas enriquecedoras conversas, este livro jamais seria possível.

Marcio Atalla
Gostaria de agradecer a Débora Ucha e toda a equipe da Casa do BemStar.

Desire Coelho
Gostaria de expressar minha profunda gratidão a Fabiana Benatti, Marinella Burgos, Antonio Alonso Junior, Guilherme Artioli e Roberta Lemos por ajudarem com suas opiniões críticas na revisão deste livro. Além de excelentes profissionais, são grandes amigos.

Agradeço também a Bryan Saunders, além de pessoa maravilhosa, por ser excelente e paciente companheiro.

Para quem deseja se aprofundar no assunto

SITES E CANAIS DE VÍDEO BRASILEIROS

Site oficial do Marcio Atalla: www.marcioatalla.com.br.
Site oficial da Desire Coelho: www.desirecoelho.com.br

Do campo à mesa: <http://canaldocampoamesa.com.br>. Criado pela jornalista Francine Lima, desvenda a composição dos produtos processados e ultraprocessados, discutindo seus possíveis efeitos à saúde. Além do blog, ela possui um canal muito interessante no YouTube.

Fechando o zíper: <http://fechandoziper.com>. Blog dedicado a analisar o rótulo dos alimentos industrializados. As nutricionistas responsáveis pelo blog fazem um ranking dos produtos em diferentes categorias. Vale conferir.

Ciência In Forma: <http://cienciainforma.com.br>. Blog mantido por professores da USP, traz informações de qualidade, com cunho científico, sobre nutrição, exercício e saúde.

DOCUMENTÁRIOS

Muito além do peso (2012): Documentário brasileiro que trata do consumo alimentar das nossas crianças, que, muitas vezes, mal sabem reconhecer os produtos da terra, como batata, milho, cenoura... Assisti-lo é uma atividade alarmante que nos obriga a uma reflexão sobre nossos hábitos e a necessidade urgente de mudanças.

Food, Inc. (Comida S/A, 2008): Documentário americano que, apesar de não ter sido lançado em grande distribuição no Brasil, pode ser visto no YouTube (com legenda). É um retrato chocante da indústria alimentícia com foco especial na produção de carnes, milho e soja. Hoje em dia, tudo já vem tão pronto para o consumo que paramos de pensar no que significa o alimento, em especial no caso das carnes. Precisamos sempre refletir, respeitar e lutar por condições melhores na criação e no cuidado com os animais, não apenas pela nossa saúde, mas pelo respeito ao ser vivo que nos servirá de alimento.

LIVROS

A tirania das dietas (Louise Foxcroft): Esse livro trata da ditadura da magreza ao longo dos anos, da influência da mídia e dos padrões de beleza, e mostra como os métodos utilizados para alcançar o emagrecimento ao longo do tempo não têm surtido resultado algum.

Por que comemos tanto? (Brian Wansink): Esse livro traz muitos dos princípios que incluímos aqui, especialmente sobre o Comer consciente e Atenção plena.

Apenas em inglês

Intuitive Eating (Evelyn Tribole e Elyse Resch): As nutricionistas utilizam dez princípios para ensinar sobre a alimentação intuitiva.

If no Dieting, Then What? (Dr. Rick Kausman): Depois de anos de prática clínica, esse médico australiano discute em seu livro como fugir das dietas e entender as necessidades do nosso corpo.

Salt, Sugar, Fat: How the Food Giants Hooked Us (Michael Moss e Scott Brick): Esse livro trata das armas que a indústria alimentícia utiliza para fazer com que as pessoas queiram sempre comer seus produtos. As armas? O sal, o açúcar e a gordura, nutrientes de que nosso corpo tanto gosta.

Notas

PARTE I: ENTENDENDO OS DESAFIOS [pp. 19-34]

1. Lavie et al., *Nature Reviews Endocrinology*, set. 2014; McAuley et al., *Journal of Sports Sciences*, 2011.
2. Rosenbaum et al., *International Journal of Obesity*, 2010.
3. Myers et al., *Trends in Endocrinology and Metabolism*, 2010.
4. Anderson et al., *Diabetes*, set. 2013.
5. Nagle et al., *European Journal of Cancer*, 2013.
6. Barbosa da Silva et al., *Plos one*, 2012.
7. Blomain et al., ISRN *Obesity*, 2013; Bacon, Aphramor et al., *Nutrition Journal*, 2011; Blackburn et al., *The American Journal of Clinical Nutrition*, 1989; Cereda et al., *Clinical Nutrition*, 2011.

Por que emagrecer? [pp. 35-52]

1. Flegal et al., *JAMA*, 2005.
2. Orsama et al., *Obesity Facts*, 2014.
3. Tremblay, *International Journal of Obesity*, 2013; Doucet et al., *Journal of Clinical Endocrinology and Metabolism*, 2000; Leibel et al., *New England Journal of Medicine*, 1995.
4. Tremblay, ibid.
5. Benatti et al., *Journal of Clinical Endocrinology and Metabolism*, 2012.

Dietas não funcionam! [pp. 53-66]

1. Adaptado de Katz e Meller, *Annual Review of Public Health*, n. 35, pp. 83-103, 2014.
2. Polivy, *Journal of the American Dietetic Association*, 1996.

3. Leibel et al., op. cit.
4. Lowe et al., *Appetite*, 2006; Neumark-Sztainer et al., *Journal of the American Dietetic Association*, 2006; Field et al., *Pediatrics*, 2003; Hill, *British Journal of Nutrition*, 2004.
5. Neumark-Sztainer et al., *Journal of the American Dietetic Association*, 2006.
6. Lowe e cols., *Appetite*, 2006.
7. Lowe, *Frontiers in Psychology*, 2013.
8. Neumark-Sztainer et al., op. cit.
9. Garner & Wooley, *Journal of the American Dietetic Association*, 1991.
10. Hoefling & Strack, *Appetite*, 2008; Sin et al., *Appetite*, 2012.

PARTE II: PRECISO E QUERO EMAGRECER. AGORA, O QUE EU FAÇO? [pp. 67-70]

Primeiro passo: *Faça as pazes com o seu corpo* [pp. 71-82]

1. Heath e Carter, *American Journal of Physical Anthropology*, 1967.
2. Wansink et al., *Weight Fluctuations*, 2014.
3. Swami et al., *Psychiatry Review*, 2013.
4. Alves et al., *Cadernos de Saúde Pública*, 2008.
5. Dunker et al., *Revista de Nutrição*, 2003.
6. Anschutz et al., *Body Image*, 2011.
7. Bair et al., *Eating Behaviors*, 2012.
8. Halliwell, *Body Image*, 2013.
9. Tiggemann et al., *Body Image*, 2013.
10. Guyton e cols., *Tratado de fisiologia médica*. 9. ed. Rio de Janeiro: Guanabara Koogan, 1997; Kandel e cols., Princípios da Neurociência, 4. ed. São Paulo: Manole, 2003.
11. Tasali et al., *Sleep Medicine*, 2008; Van Cauter et al., *The Journal of Clinical Investigation*, 1991.
12. Cizza et al., *Journal of Endocrinological Investigation*, 2011; Cappuccio et al., *Sleep*, 2008.
13. Palma et al., *Sleep Medicine*, 2013; Ooms et al., *JAMA*, 2014.
14. Nedeltcheva et al., *Annals of Internal Medicine*, 2010.

Segundo passo: *Exercite-se!* [pp. 83-98]

1. Texto cedido pela prof. dra. Fabiana Benatti: <www.cienciainforma.com.br>.

Terceiro passo: *Siga seus instintos: juntando a fome com a vontade de comer* [pp. 99-122]

1. Kahan et al., *International Journal of Eating Disorders*, 2003; Resch, E. et al. *Intuitive eating*. Nova York: St. Martin's Griffin, 2003.
2. Siep et al., *Behavioural Brain Research*, 2009.
3. Resch, E. et al. *Intuitive eating*. Nova York: St. Martin's Griffin, 2003.
4. Provencher et al., *Appetite*, 2009.
5. Wansink et al., *Journal of Marketing Research*, 2006.
6. Ng et al., *Appetite*, 2011.
7. Miller et al., *The American Journal of Clinical Nutrition*, 2014.

Quarto passo: *Alimentação deve ser uma fonte de prazer, não de culpa!* [pp. 123-32]

1. Benson et al., *Eating Behaviors*, 2014.

Quinto passo: *Coma simples!* [pp. 133-40]

1. Monteiro et al., *Public Health Nutrition*, 2011.
2. *O Guia da Saúde Alimentar* pode ser encontrado em: <http://bvsms.saude.gov.br/bvs/publicacoes/guia_alimentar_alimentacao_saudavel.pdf>.
3. Para quem tem interesse sobre o assunto, existe um canal muito interessante no YouTube chamado *Do Campo à Mesa*. Produzido pela jornalista Francine Lima, desvenda a composição dos produtos processados e ultraprocessados. Além disso, deixamos aqui também a dica do documentário brasileiro *Muito além do peso*, sobre os hábitos alimentares das crianças.

Sexto passo: *Não desconte suas emoções na comida. (O.k., só de vez em quando!)* [pp. 141-50]

1. A compulsão alimentar é definida como a ingestão, em um curto período de tempo, de uma quantidade de alimentos maior do que a maioria das pessoas consu-

miria num período similar, sob circunstâncias similares, com sentimento de falta de controle sobre o consumo alimentar durante o episódio. *Manual diagnóstico e estatístico de transtornos mentais*. Porto Alegre: ArtMed, 2002.
2. Satter, E., *Journal of Nutrition Education and Behavior*, 1987.
3. Skorka-Brown et al., *Appetite*, maio 2014.
4. Oh and Taylor, *Appetite*, dez. 2013.
5. Ruddock et al., *CMAJ*, dez. 2006.

Sétimo passo: *Assuma o controle e aprecie suas conquistas!* [pp. 151-68]

1. Fasano et al., *Gastroenterology*, 2001.
2. Biesiekierski et al., *Gastroenterology*, mar. 2011.
3. Ridaura et al., *Science*, set. 2013.

PARTE III: COLOCANDO EM AÇÃO: O DESAFIO DOS DEZ DIAS [pp. 169-86]

Chegou o momento de cuidar de você mesmo! [pp. 171-186]

1. Werle et al., *Appetite*, abr. 2011.
2. Marcio Atalla, *Sua vida em movimento*. São Paulo: Companhia das Letras, 2012.

Bibliografia

ANDERSON, E. K. et al. "Weight Cycling Increases T-Cell Accumulation in Adipose Tissue and Impairs Systemic Glucose Tolerance". *Diabetes*, n. 62(9), pp. 3180-8, set. 2013.

ANSCHUTZ, D. J. et al. "The Direct Effect of Thin Ideal Focused Adult Television on Young Girls' Ideal Body Figure". *Body Image*, n. 8(1), pp. 26-33, jan. 2011.

BAIR, C. E. et al. "Does the Internet Function Like Magazines? An Exploration of Image-Focused Media, Eating Pathology, and Body Dissatisfaction". *Eating Behaviors*, n. 13(4) pp. 398-401, dez. 2012.

BENSON, K.; RAYNOR. H. A. "Occurrence of Habituation During Repeated Food Exposure Via the Olfactory and Gustatory Systems". *Eating Behaviors*, 15(2), pp. 331-3, abr. 2014.

BIESIEKIERSKI, J. R. et al. "Gluten Causes Gastrointestinal Symptoms in Subjects Without Celiac Disease: a Double-Blind Randomized Placebo-Controlled Trial". *The American Journal of Gastroenterology*, n. 106(3), pp. 508-14, mar. 2011.

BLACKBURN, G. L. et al. "Weight Cycling: the Experience of Human Dieters". *The American Journal of Clinical Nutrition*, n. 49, pp. 1105-9, 1989.

CAPPUCCIO, F. P. et al. "Meta-analysis of Short Sleep Duration and Obesity in Children and Adults". *Sleep*, n. 31, 619-26, 2008.

CARELS, R. A.; HARPER, J.; KONRAD, K. "Qualitative Perceptions and Caloric Estimations of Healthy and Unhealthy Foods by Behavioral Weight Loss Participants". *Appetite*, n. 46, pp. 199-206, 2006.

CEREDA, E. et al. "Weight Cycling is Associated with Body Weight Excess and Abdominal Fat Accumulation: A Cross-Sectional Study". *Clinical Nutrition*, n. 30(6), pp. 718-23, dez. 2011.

CIZZA, G. et al. "Chronic Sleep Deprivation and Seasonality: Implications for the Obesity Epidemic". *Journal of Endocrinological Investigation*, n. 34(10), pp. 793-800, 2011.

DUNKER, K. L.; PHILIPPI, S. T. "Hábitos e comportamentos alimentares de adolescentes com sintomas de anorexia nervosa". *Revista de Nutrição*, n. 16, pp. 51-60, 2003.

FASANO, A.; CATASSI, C. "Current Approaches to Diagnosis and Treatment of Celiac Disease: an Evolving Spectrum". *Gastroenterology*, n. 120, pp. 636-51, 2001.

FIELD, A. E. et al. "Relation Between Dieting and Weight Change Among Preadolescents and Adolescents". *Pediatrics*, n. 112, pp. 900-6, 2003.

FINLAYSON, G. et al. "Low Fat Loss Response After Medium-Term Supervised Exercise in Obese Is Associated with Exercise-Induced Increase in Food Reward". *Journal of Obesity*, 2011.

FLEGAL, K. M. et al. "Excess Deaths Associated with Underweight, Overweight, and Obesity". *JAMA*, n. 293, 1861-7, 2005.

GARAULET, M. et al. "Timing of Food Intake Predicts Weight Loss Effectiveness". *International Journal of Obesity*, n. 37, pp. 604-11, 2013.

HAIKEN, M. "New Weight Loss Formula: Popular Diabetes Drug Melts Pounds, Studies Show". *Forbes*. Disponível em: <www.forbes.com/sites/melaniehaiken/2014/04/30/powerful-new-weight-loss-drug-seeks-fda-approval>.

HALLIWELL, E. "The Impact of Thin Idealized Media Images on Body Satisfaction: Does Body Appreciation Protect Women from Negative Effects?". *Body Image*, n. 10(4), pp. 509-14, set. 2013.

HEATH, B. H.; CARTER, J. E. L. "A Modified Somatotype Method". *American Journal of Physical Anthropology*, v. 27, pp. 57-74, 1967.

HOPKINS, M. et al. "The Adaptive Metabolic Response to Exercise-Induced Weight Loss Influences Both Energy Expenditure and Energy Intake". *European Journal of Clinical Nutrition*, n. 68(5), pp. 581-6, 2014.

JOHNSTON, B. C. et al. "Comparison of Weight Loss Among Named Diet Programs in Overweight and Obese Adults. A Meta-analysis". *JAMA*, n. 312(9), pp. 923-33, 2014.

KAUSMAN, R. *If not dieting, then what?* Sidney: Allen&Unwin, 2005.

KEYS, A. et al. *The Biology of Human Starvation*. Minneapolis: University of Minnesota Press, 1950.

KING, N. et al. "Individual Variability Following Twelve Weeks of Supervised Exercise: Identification and Characterization of Compensation for Exercise-Induced Weight Loss". *International Journal of Obesity*, n. 32, pp. 177-84, 2008.

KOCHAN, Z.; KARBOWSKA, J.; SWIERCZYNSKI, J. "The Effects of Weight Cycling on Serum Leptin Levels and Lipogenic Enzyme Activities in Adipose Tissue". *Journal of Physiology and Pharmacology*, n. 57, supl. 6, pp. 115-27, 2006.

LAVIE, C. J.; DE SCHUTTER, A.; MILANI, R. V. "Healthy Obese Versus Unhealthy Lean: The Obesity Paradox". *Nature Reviews Endocrinology*, set. 2014.

MCAULEY, P. A.; BLAIR, S. N. "Obesity Paradoxes". *Journal of Sports Sciences*, n. 29(8), pp. 773-82, maio 2011.

MILLER, P. E.; PEREZ, V. "Low-Calorie Sweeteners and Body Weight and Composition: A Meta-Analysis of Randomized Controlled Trials and Prospective Cohort Studies". *The American Journal of Clinical Nutrition*, jun. 2014.

MONTEIRO, C. A. et al. "Increasing Consumption of Ultra-Processed Foods and Likely Impact on Human Health: Evidence from Brazil". *Public Health Nutrition*, n. 14(1), pp. 5-13, 2011.

MYERS Jr., M. G. et al. "Obesity and Leptin Resistance: Distinguishing Cause From Effect". *Trends in Endocrinology and Metabolism*, n. 21(11), pp. 643-51, 2010.

NAGLE, C. M. et al. "Impact of Weight Change and Weight Cycling on Risk of Different Subtypes of Endometrial Cancer". *European Journal of Cancer*, n. 49(12), pp. 2717-26, ago. 2013.

NEUMARK-SZTAINER, D. et al. "Obesity, Disordered Eating, and Eating Disorders in a Longitudinal Study of Adolescents: How do Dieters Fare Five Years Later?". *Journal of the American Dietetic Association*, n. 106, pp. 559-68, 2006.

NG, J. et al. "An fMRI Study of Obesity, Food Reward, and Perceived Caloric Density: Does a Low-Fat Label Make Food Less Appealing?". *Appetite*, n. 57(1), pp. 65-72, ago. 2001.

OH, H.; TAYLOR, A. H. "A Brisk Walk, Compared with Being Sedentary, Reduces Attentional Bias and Chocolate Cravings Among Regular Chocolate Eaters with Different Body Mass". *Appetite*, n. 71, pp. 144-9, dez. 2013.

PAN, A.; HU, F. B. "Effects of Carbohydrates on Satiety: Differences Between Liquid and Solid Food". *Current Opinion in Clinical Nutrition and Metabolic Care*, n. 14(4), pp. 385-90, jul. 2011.

POLIVY, J. "Psychological Consequences of Food Restriction". *Journal of the American Dietetic Association*, n. 96(6), pp. 589-92, 1996.

PROVENCHER, V.; POLIVY, J.; HERMAN, C. P. "Perceived Healthiness of Food. If It's Healthy, You Can Eat More!". *Appetite*, n. 52, pp. 340-4, 2009.

REBELLO, C. J. et al. "Dietary Strategies to Increase Satiety". *Advances in Food and Nutrition Research*, n. 69, pp. 105-82, 2013.

RESCH, E. et al. *Intuitive Eating*. New York: St. Martin's Griffin, 2003.

RIDAURA, V. K. et al. "Gut Microbiota From Twins Discordant for Obesity Modulate Metabolism in Mice". *Science*, n. 341(6150), set. 2013.

ROLLS, B. J.; ROE, L. S.; MEENGS, J. S. "Salad and Satiety: Energy Density and Portion Size of a First-Course Salad Affect Energy Intake at Lunch". *Journal of the American Dietetic Association*, n. 104(10), pp. 1570-6, out. 2004.

ROLLS, E. T. "Taste, Olfactory and Food Texture Reward Processing in the Brain and the Control of Appetite". *Proceedings of the Nutrition Society*, n. 71(4), pp. 488-501, nov. 2012.

RONG, Y. et al. "Egg Consumption and Risk of Coronary Heart Disease and Stroke: Dose-Response Meta-Analysis of Prospective Cohort Studies". *BMJ*, n. 346, jan. 2013.

ROSS, R. et al. "Exercise-Induced Reduction in Obesity and Insulin Resistance in Women: A Randomized Controlled Trial". *Obesity Research*, n. 12(5), pp. 789-98, 2004.

RUDDOCK, W. D.; KOLK, S. J.; NORTHEY, A. J. "Holiday Waistline. Room for Dessert: An Expanded Anatomy of the Stomach". *CMAJ*, n. 175(12), pp. 1567-8, dez. 2006.

SCLAFANI, A. "Gut-Brain Nutrient Signaling. Appetition vs. Satiation". *Appetite*, n. 71, pp. 454-8, dez. 2013.

SHARMA, S.; FERNANDES, M. F.; FULTON, S. "Adaptations in Brain Reward Circuitry Underlie Palatable food Cravings and Anxiety Induced by High-Fat Diet Withdrawal". *International Journal of Obesity*, n. 37(9), pp. 1183-91, 2013.

SIEP, N. et al. "Hunger is the Best Spice: An fMRI Study of the Effects of Attention, Hunger and Calorie Content on Food Reward Processing in the Amygdala and Orbitofrontal Cortex". *Behavioural Brain Research*, n. 198, pp. 149-58, 2009.

SKORKA-BROWN, J.; ANDRADE, J.; MAY, J. "Playing 'Tetris' reduces the strength, frequency and vividness of naturally occurring cravings". *Appetite*, n. 76, pp. 161-5, maio 2014.

SOFER, S. et al. "Greater Weight Loss and Hormonal Changes After Six Months Diet with Carbohydrates Eaten Mostly at Dinner". *Obesity*, n. 19(10), pp. 2006-14, out. 2011.

STICE, E. et al. "Naturalistic Weight-Reduction Efforts Prospectively Predict Growth in Relative Weight and Onset of Obesity Among Female Adolescents". *Journal of Consulting and Clinical Psychology*, n. 67, pp. 967-74, 1999.

_____. "Psychological and Behavioral Risk Factors for Obesity Onset in Adolescent Girls: A Prospective Study". *Journal of Consulting and Clinical Psychology*, n. 73, pp. 195-202, 2005.

STRYCHAR, I. et al. "Anthropometric, Metabolic, Psychosocial, and Dietary Characteristics of Over- Weight/Obese Postmenopausal Women with a History of Weight Cycling: a MONET (Montreal Ottawa New Emerging Team) Study". *Journal of the American Dietetic Association*, n. 109, pp. 718-24, 2009.

TIGGEMANN, M.; MCCOURT, A. "Body appreciation in Adult Women: Relationships with Age and Body Satisfaction". *Body Image*, n. 10(4), pp. 624-7, set. 2013.

VARTANIAN, L. R.; HERMAN, C. P.; WANSINK, B. "Are We Aware of the External Factors That Influence Our Food Intake?". *Health Psychology*, n. 27:5, pp. 533-8, 2008.

WANSINK, B.; CHANDON, P. "Can 'Low Fat' Nutrition Labels Lead to Obesity?". *Journal of Marketing Research*, n. 43:4, pp. 605-17, nov. 2006.

WASINIK, B. *Por que comemos tanto?* São Paulo: Campus, 2006.

WERLE, C. O. C.; WANSINK, B.; PAYNE, C. R. "Just Thinking About Exercise Makes Me Serve More Food: Physical Activity and Calorie Compensation". *Appetite*, n. 56:2, pp. 332-5, abr. 2011.

TIPOGRAFIA Adriane por Marconi Lima
DIAGRAMAÇÃO Rob Friede
PAPEL Pólen Soft
IMPRESSÃO Geográfica, janeiro de 2015

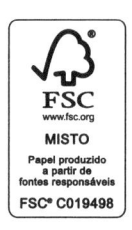

A marca FSC® é a garantia de que a madeira utilizada na fabricação do papel deste livro provém de florestas que foram gerenciadas de maneira ambientalmente correta, socialmente justa e economicamente viável, além de outras fontes de origem controlada.